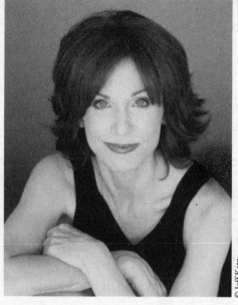

© Jeff Katz

MARILU HENNER es una reconocida actriz que ha participado recientemente en *The Celebrity Apprentice*. Es la autora de dos libros, que han sido bestsellers del *New York Times, Marilu Henner's Total Health Makeover* y *Healthy Life Kitchen*, así como también de *The 30-Day Total Health Makeover, Party Hearty, Healthy Kids* y *I Refuse to Raise a Brat*. Por más de veinte años ha abogado por un estilo de vida vigoroso y sano, inspirando a innumerables amigos y lectores. Vive en Los Ángeles con su esposo, el exitoso editor Michael Brown, y sus dos hijos, Nick y Joey.

¡A vivir bien!

¡A vivir bien!

USA LO QUE TIENES PARA CONSEGUIR LO QUE QUIERES

MARILU HENNER

CON LORIN HENNER

Traducción del inglés por Rosana Elizalde

 rayo *Una rama de* HarperCollins*Publishers*

Diseño del libro por Kris Tobiassen

Este libro fue publicado originalmente en inglés en el año 2008 por Collins, una rama
de HarperCollins Publishers.

PRIMERA EDICIÓN RAYO, 2008

Library of Congress ha catalogado la edición en inglés.

ISBN: 978-0-06-162423-0

08 09 10 11 12 DIX/RRD 10 9 8 7 6 5 4 3 2 1

Para Michael, Nick y Joey,
las mejores razones para vivir bien

Contenido

El autosabotaje y el control • Falta de imaginación • Explosión: aburrido, solo, enojado, hambriento o cansado • Cómo resolver el autosabotaje • ¡Conclusión!

¡Cambia tu paladar, cambia tu vida! • Libérate de los ladrones de la salud • Alimentos húmedos versus alimentos concentrados • Alimentos centrados • Los efectos de una noche de mucho alcohol • Ayuda a que tu médico te ayude • La mejor prescripción para tu propia salud práctica • El peligro de la "normalidad" • El tiempo puede estar de tu lado • ¡Conclusión!

Si lo construyes, te convertirás • Tu rutina matutina • Alarma de sueñecito • Gente mañanera • Prepara tu cocina —¡para ganar! • Prepara tu baño —¡para ganar! • Prepara tu guardarropa —¡para ganar! • Prepara tu dormitorio —¡para ganar! • Prepara tu garaje —¡para ganar! • Prepara tu medio de transporte —¡para ganar! • ¡Conclusión!

Actúa saludablemente • Ejercicio 1: Encuéntrate a ti mismo • Ejercicio 2: Observa • Ejercicio 3: Comida para pensar • Ejercicio 4: Despotrica • Ejercicio 5: Memoria sensorial • Ejercicio 6: Desarrollo del personaje • Ejercicio 7: Encuentra tu objetivo • Ejercicio 8: Utilería y vestuario • Ejercicio 9: A la luz del día • ¡Conclusión!

Once

EL *BOOTY CAMP BLITZ* 221

Contrato por cinco días con el *Booty Camp Blitz* • *Booty Camp Blitz* —¡Déme 5! Menú para cinco días en el *Booty Camp* • Menú del *Booty Camp* • Recetas del *Booty Camp*

Introducción

Años atrás estaba almorzando con mi buen amigo Jim Brooks, el brillante director y escritor ganador de tres premios Oscar y diecinueve Emmy Awards. Desde nuestros días de *Taxi* siempre nos reunimos varias veces al año y él es una de mis personas favoritas, no sólo porque es brillante y divertido, sino también porque está genuinamente interesado en todo, *especialmente* en el funcionamiento interno de la mente humana. (¡Quién no amaría a un hombre así!) De modo que ahí estábamos sentados, pasandola maravillosamente bien, cuando vimos a una mujer sentada a unas mesas de distancia. Era hermosa, estaba en forma y bien vestida y podría haber sido una modelo de un artículo de revista sobre "tenerlo todo". Excepto por una cosa.

Todo en su estado de ánimo decía, "Odio mi vida".

Estoy segura de que esa mujer simplemente estaba teniendo un mal día (y ciertamente yo he tenido mi cuota de días en que puedo haber lucido del mismo modo para los clientes de restaurantes ruidosos), pero su imagen nos dio a ambos un montón de material para pensar y charlar. "¿Por qué piensas que no está feliz?" me preguntó Jim, siempre inquisidor. "No tengo idea, pero se la ve como si la vida la estuviera viviendo a ella, en lugar de ser al revés. Todos hemos pasado por eso. Pero no basta con simplemente vivir tu vida; ¡tienes que vivir tu vida bien!", respondí.

Jim y yo hablamos un montón ese día sobre lo que significa "vivir bien tu vida", y a través de los años he pensado sobre esa frase muchas veces, especialmente cuando veo a alguien agotado por la vida o me siento de ese modo yo misma. De lo que he llegado a darme cuenta es que la clave para vivir bien tu vida tender totalmente *qué tienes* y, tan importante como eso, saber *qué quieres*. Tienes que considerar seriamente tus sueños, objetivos y aspiraciones, y a continuación darles una buena y atenta mirada a tus bienes, recursos, obligaciones y talentos. Después, tienes que descubrir la forma de acortar *la distancia entre esas cosas*, ¡y al mismo tiempo aprender a disfrutar de la aventura!

Todos conocemos gente que parece tenerlo todo —un buen trabajo, un hogar, una familia, etcétera— pero cada vez que hablas con ellos, suenan abatidos. Mucha de esta negatividad proviene de cómo fueron educados y de qué les enseñaron a esperar de la vida. Aquellos que crecieron pensando que el mundo les debe algo o que la vida no debería ser una lucha, tienden a encontrarse con que toda su vida es cuesta arriba. Por otro lado, hay mucha gente que no parece tener mucho o que está cargada con muchas responsabilidades y, sin embargo, ¡aman la vida! Cada vez que los ves están sonriendo. Siempre son optimistas y tienen una gran fe en sus recursos y relaciones. Tienen una visión general del panorama, y caramba, se ve muy bien. Luchar no les molesta porque están viviendo bien. Saben cómo hacer para que las cosas funcionen para ellos y uno tiene la sensación de que no se cambiarían por nadie, ¡porque aman genuinamente lo que la vida tiene para ofrecerles!

La pregunta "¿Cuánto amas tu vida?" es tal vez el mejor indicador de cuán bien la estás viviendo.

¿Eres feliz? ¿Estás viviendo la vida que quieres? Si no es así, ¿para quién estás haciendo todo? ¿Estás viviendo para otra gente? ¿Te guías por tu propio plan o por el plan de otros? ¿Ves tu vida como un trabajo pesado todos los días o estás ansioso de enfrentar cada día y cada nuevo desafío? ¿Te llevas bien con tu familia, amigos, parientes y compañeros de trabajo o abrigas enojo, resentimiento, o culpa? ¿Estás trabajando por alcanzar un sueño o estás soñando despierto con *no* trabajar? ¿Estás "trabajando por tu camiseta" o enterrándote a ti mismo en ella? Esencialmente, *¿vives bien?*

Si estás viviendo tu vida como si ésta se estuviera viniendo abajo, ¿cuánto estás deseando cambiarla? Tienes que preguntarte honestamente qué cosa está y qué cosa no está funcionando. Tienes que analizar tu vida desde cada ángulo y estar dispuesto a tomar algunas decisiones difíciles, aun cuando esto signifique perturbar la vida de otra persona en el proceso. Hay posibilidades de que lo que sea que no esté funcionando para ti, tampoco esté funcionando para la otra persona, pero ninguno de los dos ha estado dispuesto a arriesgarse al cambio. No puedes tener temor de ser honesto contigo mismo o con otros. Este libro puede llegar a forzarte a ser más sincero de lo que has sido antes, ¡pero te prometo que valdrá la pena!

Durante los últimos diez años he estado diseñando y enseñando clases semanales sobre dietas, cómo estar en forma, cómo desarrollar carreras y estilos de vida en mi sitio Web, Marilu.com. Allí se producen discusiones intensas y talleres que brindan gran apoyo y que han conducido a una abundante cantidad de momentos de cambio de vida para mí y para miles de miembros del sitio en todo el mundo. Créeme, en diez años, hemos hablado de *todo*, pero la variedad de temas que hemos explorado juntos podría ser clasificada en varios temas básicos. Cuanto más profundamente exploramos estos temas, más me doy cuenta de que dominarlos es fundamental para vivir la vida plenamente y vivir bien. He usado estas clases para preparar los capítulos de este libro, con el fin de poder incluir la riqueza de información que he obtenido de nuestros miembros del sitio web a través de los años. Estos temas, y las clases que los cubren, son la médula espinal de este libro.

Las clases en Marilu.com cambian frecuentemente a lo largo del año, y hay algunas clases que los miembros quieren más, especialmente aquellas que exploramos en profundidad en este libro: "Sal de tu zona de confort: ¡La diversión de enfrentar tus miedos!"; "Navega los 'campos mentales' del autosabotaje"; "Aprende a amar la comida que te ama —Detox 101"; "Prepara tu entorno para ganar"; "El rol de tu vida"; "Radar, resistencia, plan B y teflón"; "Úsalo o piérdelo"; "Pule tu presentación"; "Enamórate de tu estrés —¡o te matará!"; "El órgano más sexy es... ¡tu cerebro!"; "El *Booty Camp Blitz*" (¡para cuando necesitas ponerte en forma *rápido*!) y nuestro tema favorito... ¡"EL SEXO"!

Poco después de empezar a trabajar en este libro, de comenzar a hacer investigaciones y entrevistas y a reunir y organizar el material, me ofrecieron la oportunidad de participar en el programa *Celebrity Apprentice*. Me preocupaba al principio la posibilidad de postergar el libro, pero después me di cuenta de que trabajar en dos proyectos al mismo tiempo a menudo beneficia a ambos más que perjudicar a alguno. Me di cuenta también de que casi todos los libros que he escrito fueron gestados mientras trabajaba en otro proyecto. Escribí *Total Health Makeover* mientras protagonizaba el show *Chicago* en Broadway. Estaba haciendo *Chicago* otra vez, esta vez en Las Vegas, mientras escribía *I Refuse to Raise a Brat*. *Healthy Life Kitchen* fue escrito mientras estaba filmando una película para la televisión. Hice la gira nacional de *Annie Get Your Gun* mientras escribía *Healthy Kids*, y estaba trabajando en Broadway en *The Tale of the Allergist's Wife* mientras escribía *Healthy Holidays*. Este libro no fue la excepción.

Me alegra haber aceptado trabajar en *Celebrity Apprentice* mientras escribía este libro porque me dio una perspectiva que no habría tenido de otro modo. A veces en la vida vas por un camino y ni siquiera sabes por qué lo estás siguiendo, pero confías lo suficiente en el mundo y en tus instintos como para saber que finalmente la razón te será revelada. Resultó ser que no podría haber tenido una experiencia más perfecta para establecer una correlación con este libro. Aprendí más acerca de mí misma y de los otros observando cómo manejábamos el hecho de ser evaluados en un entorno tan feroz, de tanta tensión y de tiempo tan restringido. Fue más que gratificante para mí darme cuenta de que todo lo que estaba escribiendo se confirmaba en las celebridades con las que estaba compitiendo. Fue una poderosa confirmación de las filosofías centrales de este libro, ¡porque las veía *en acción*!

Cada una de las personas que participaba en el show estaba viéndoselas con las zonas de confort, el sabotaje a sí mismo y enfrentandose a sus miedos. Muchas personas mostraban cuán bien usan lo que tienen para conseguir lo que quieren. Fui testigo de aquellos que eran rápidos mentalmente y dinámicos en las tareas porque confiaban en sí mismos para permanecer "en el juego". Pude evidenciar que las personas más exitosas eran aquellas que habían aprendido cómo usar la cabeza, no perderla. Reconocí la ventaja de saber cómo preparar tu entorno para ganar. Vi una y otra vez que la presentación era incluso más importante que lo que estaba siendo presentado. Vi gente que era brillante para sintonizar su radar y otros que se fallaban a sí mismos y a otros porque no sabían cómo interpretar una situación. Fui testigo de gente que usaba la seducción para conseguir lo que necesitaba en las formas más atractivas. Vi a la gente mentir, hacer trampa, rogar, pedir prestado y robar —pero estábamos jugando, ¡y todo era en nombre de la caridad! Y aprendí nuevamente algo que siempre he sabido: la resistencia y el ser capaz de "recuperarse" son las cualidades más importantes que se puedan poseer para llegar a donde más desees llegar.

Pero más que nada, aprendí que, nos guste o no, estamos a cargo de nuestra propia vida. (¡Tú eres el Gerente de Proyecto!) Si descubres que algo no está funcionando, depende de ti hacer los ajustes necesarios. Puedes asignar a otras personas las tareas necesarias para que se haga el trabajo, pero tú, y sólo tú, eres responsable de hacer que todo funcione.

Las quince claves para vivir bien

Desde mi almuerzo con Jim Brooks, he estado haciendo una lista de lo que se requiere para vivir bien. He ido sumando cosas a la lista a medida que enseñaba en las clases en Marilu.com y he visto lo que funciona para otras personas —¡así como lo que funciona para mí! Capítulo por capítulo estaremos explorando las que creo son las claves imprescindibles para ayudarte a usar lo que tienes para conseguir lo que quieres.

Tienes que:

1. Identificar el "disparador" y superar el sabotaje a ti mismo.
2. Llevarte bien con la gente importante de tu vida.
3. Aprender a amar la comida que te ama.
4. Preparar tu entorno para ganar.
5. Conocer los elementos básicos de la desintoxicación.
6. Descubrir si eres un pensante, un hablante o un escritor. Y después preguntártelo todos los días para saber cómo actuar.
7. Encontrarle "el jugo", la emoción, a lo que haces.
8. Ser capaz de revestirte en Teflón cuando estés relacionándote con otra gente.
9. Aprender a mantener alertas las células de tu cerebro de modo que sepas lo que sucede a tu alrededor.
10. Ir por la *luz* en lugar de por la *oscuridad* en cualquier situación dada.

11. Mantener las cosas bajo control —tu salud, tu hogar, tu trabajo, tu imagen y tu gente.

12. Enamorarte de tu estrés, o te matará.

13. Preservar tus recursos de modo que puedas seguir haciendo las cosas que te encantan hacer por un largo tiempo.

14. Ponerte en sincronía con tu ser sexual.

15. ¡Tener un *blitz* de cinco días en tu bolsillo trasero cuando quieras ponerte en forma rápido!

Estás al comienzo de un gran viaje. Te esperan muchos desafíos, rodeos y conocimientos claves en el camino. Sin duda descubrirás cosas sobre ti mismo y la gente que te rodea que cambiarán profundamente tu perspectiva y dirección. ¿No es hora de usar lo que tienes para conseguir lo que quieres y empezar a vivir bien?

¡A vivir bien!

Uno

SAL DE TU ZONA DE CONFORT: ¡LA DIVERSIÓN DE ENFRENTAR TUS MIEDOS!

¿Qué quieres hacer *verdaderamente* con tu vida? ¿Alguna vez lo haz dilucidado *realmente*? No estoy simplemente preguntándote qué quieres ser cuando crezcas. Esto tiene más que ver con el diseño total de tu vida y cubre más territorio que simplemente tu carrera. Esto incluye todo —familia, educación, dieta, salud, tiempo libre, pasatiempos, amigos, hogar, viajes, incluso tu misión en la vida. Quiero decir, en teoría todos sabemos lo que queremos en nuestras vidas, y la mayoría de la gente está profundamente arraigada al estilo de vida que ya está viviendo —¡estén o no felices! Pero, ¿has meditado realmente sobre esto alguna vez y concebido en detalle tu vida ideal, sin pensar en los obstáculos o las consecuencias para lograrla? Hacer esto podría convertirse en el ejercicio más importante que hayas hecho alguna vez.

Si pudieras realmente diseñar tu vida ideal, ¿qué tan cercana sería a la vida que estás viviendo ahora mismo? Cuando se le hace esta pregunta, la mayoría de la gente propone una vida con *más* de lo que tienen ahora, lo que generalmente significa una casa mejor y más grande, una carrera más exitosa y gratificante, más tiempo para pasar con la familia, más dinero, tener un negocio, ser famosa —la lista es infinita. Naturalmente queremos más, pero rara vez tomamos en cuenta las *consecuencias* de tener más. Hay responsabilidades que te llegan automáticamente con el hecho de tener más en tu vida, y a pesar de que no siempre pensamos conscientemente en esto, lo tenemos presente *in*conscientemente. Muy dentro de nosotros mismos sabemos que estas responsabilidades desafían lo que ya hemos armado en nuestras pequeñas y cómodas zonas de confort.

El riesgo de perder algo de nuestro confort en la vida juega un papel prominente en nuestros esfuerzos para lograr nuestros objetivos. Sabemos que cambiar nuestras vidas para mejor podría venir con un precio, y que el precio es más responsabilidad, que conduce a más estrés y por lo tanto *menos* confort. Es difícil crear la vida que quieres hasta que no identificas, controlas, o al menos comprendes, tus propias zonas de confort. También necesitas ser consciente de los objetivos de tu vida, con el fin de saber qué zonas de confort estás protegiendo —y qué responsabilidades o cargas podrías estar evitando.

Mi zona de confort

Todos tenemos nuestras propias zonas de confort que vienen en todas las formas y tamaños. Tengo algunas que son importantes y otras que son triviales. Mi zona de confort más tonta es la forma en que me gusta dormir. Por años la gente se ha reído de mí por mis requerimientos para dormir —una habitación tan oscura que nunca podrías saber qué hora es. (¡Elvis habría estado orgulloso!) En realidad, tengo una cláusula que dice que "se requieren persianas para bloquear la luz", y que incluyo en cada contrato de locación que firmo, pero no porque sea una diva. Necesito dormir en una habitación oscura porque ¡*amo* estar despierta! Cualquier rastro de luz representa acción, y yo automáticamente quiero ser parte de la acción. Si hay solo una luciérnaga ahí afuera, ¡estoy lista para sumarme a la fiesta!

No importa cuán loca les parezca a otros mi zona de confort para dormir, ciertamente es mejor de lo que era mi zona de confort con la comida años atrás, antes de que comenzara a vivir una vida saludable y perdiera cincuenta y cinco libras. Por ese entonces, yo vivía bajo la tiranía de estúpidas dietas, pensando que alternar privación con glotonería era la forma de seguir adelante. La falta de confort al tener sobrepeso todo el tiempo era incluso parte de esta zona de confort. Fue solo después de adquirir el conocimiento necesario y reentrenar mi paladar que mi zona de confort de la comida cambió.

Para descubrir cómo usar lo que tienes para conseguir lo que quieres es necesario dar una mirada honesta a tu vida completa y ver dónde estás, en este preciso lugar y en este preciso momento.

¿Cuáles son *tus* zonas de confort? ¿Qué has hecho en tu vida para mantener las buenas y malas conductas que te hacen ser "tú"? ¿Cómo te relacionas con todos y todo lo que te rodea, desde tus patrones de comida a tus rituales para dormir, desde tus rutinas de ejercicios hasta tus elecciones de ropa, desde tu manera de relacionarte hasta la forma en que piensas y sientes sobre ti mismo? ¿Cuáles son *los* hábitos que puedes legar a sentir incluso cómodamente incómodos? ¿Qué hizo que crearas ciertas condiciones de modo que puedas continuar para tener éxito… o fallar? Y, ¿dónde aprendiste *cómo* crear esas condiciones? ¿Estás imitando a tus padres? ¿Rebelándote contra tu familia? ¿O simplemente has aprendido la mejor forma de sobrevivir?

Mirando las vidas de otras personas, a menudo puedes pensar:

Nunca podría vivir de ese modo; Su agenda es demasiado alocada; Su casa es demasiado caótica; Su relación es demasiado dramática. Y, sin embargo, cuando miras más de cerca, ¡ves que funciona para ellos! Todos tenemos esas cosas extravagantes que creemos necesitar para sobrevivir. Si alguien se llevara tu zona de confort, ¿cuál sería tu repuesto? ¿Necesitarías uno? ¿O sería mejor si te vieras forzado a renunciar a ella sin nada para reemplazarla?

Recibes respuestas interesantes cuando le preguntas a la gente: "¿Qué significa la frase 'zona de confort' para ti?" Las respuestas variarán, pero lo que es más elocuente es que cada persona menciona primero el área de su vida que necesita más ayuda. Mucha gente habla sobre sus relaciones, y sin embargo, sigue los mismos patrones de infelicidad una y otra vez. Esto prueba que todos estamos intentando salirnos con la nuestra, y que no estamos engañando a nadie —¡y mucho menos a nosotros mismos!

La clave está en desafiarte a ti mismo a *salir* de tus zonas de confort si permanecer en una de ellas no le permite a tu vida ir hacia delante. Permanecer en una zona de confort puede ser una de las principales barreras para alcanzar tus objetivos porque te mantiene cerrado a la diversidad y el cambio. Cuando estás en una zona de confort, tenderás a hacer las mismas cosas una y otra vez porque es mucho más fácil. Sabes qué esperar y cómo responder sin pensar.

Pero ¿qué sucede si a ti realmente te gusta todo exactamente como está? ¿Hay algo malo con permanecer en tu zona de confort para mantener todo de esa forma? Bien, probablemente no. ¿Pero quiere alguien realmente mantener todo en su mundo exactamente de la forma en que está? ¿Realmente quieres el mismo viejo y aburrido camino? Eso puede volverse monótono rápidamente y te hará perder de vista todas las posibilidades que estás dejando de lado porque ya no estás expuesto a mejores alternativas, incluyendo elecciones más saludables, más variadas, a veces más simples y a veces más innovadoras. Proteger tu zona de confort también ayuda mantener malos hábitos en vez de ayudar a encontrar nuevas formas de conducir tu vida al permitir que otros hábitos más saludables se vuelvan parte de ella.

Pienso que mucha gente tiene temor a desafiar sus zonas de confort porque saben, consciente o inconscientemente, que el cambio les causó una cierta cantidad de estrés en el pasado. Aun cuando generalmente ganamos algo al tomar estos riesgos, somos reacios a probar esos límites nuevamente por la incertidumbre y el estrés que asociamos con lo desconocido. Lo triste es que esto se vuelve más problemático a medida que envejecemos. Los niños no sufren tanto estrés al dejar sus zonas de confort como los adultos. Tienen un espíritu más aventurero porque no se han instalado totalmente en sus zonas de confort todavía. A la gente de más de sesenta años le resulta especialmente difícil hacerlo. (¡Intenta convencer a tu abuela de cambiar su dieta basada en carne que ha comido durante toda su vida!)

De modo que aquí está lo que sugiero. No pienses en el desafío a tus zonas de confort como algo que debes forzarte a hacer. Con esa actitud, terminarás evitando totalmente cualquier cambio. En lugar de eso, piensa en cada nuevo desafío o cambio como una nueva aventura emocionante. Trata de recuperar el entusiasmo inocente que tenías en la infancia. No analices demasiado ni te preocupes por la posibilidad de fallar o tener una mala experiencia. Cualquier cambio que inicies, tómalo como parte de la experiencia. Piensa en cada desvío de tu zona de confort como unas mini vacaciones de ti mismo, y ¡no te sientas mal si la "habitación del hotel" hipotética, fuera de tu zona de confort, es ruidosa o no da a la pileta!

¡Poner a prueba estos límites puede ser en realidad muy divertido! Y recuerda, hay muchas subcategorías para tus zonas de con-

fort —tu salud, vida amorosa, familia, finanzas, carrera, etcétera.
Cada una tiene su propia zona de confort definida. Aquí hay sólo
algunas sugerencias para ayudarte a comenzar:

- En la categoría comida, prueba una verdura que nunca
hayas probado antes. Si siempre haces el mismo plato
para acompañar la cena, como brócoli al vapor, prueba
preparar algo totalmente nuevo, como daikon ojicama. Pí-
dele consejos a tu verdulero o haz un poco de investigación en Internet para elegir y preparar una verdura nueva
y exótica. A menudo evitamos probar una nueva verdura
porque no sabemos cómo lavarla, cortarla o prepararla.
Eso está afuera de nuestra zona de confort. No limites
este cambio solamente a una verdura nueva. Prueba nuevos tipos de frutas, granos, guisantes y pasta. Y no prepa-
res siempre la misma salsa para pasta; pídeles a tus amigos
que compartan algunas de sus recetas favoritas. Prepara
una receta nueva todas las semanas. Nos quedamos con
nuestros viejos platillos porque es más fácil; sabemos
exactamente qué comprar y cómo prepararlos. Para hacer las cosas un poquito más picantes, prueba una receta
de otro país. A tu familia podría llegar a encantarle la sor-
presa. No temas estropear todo. Eso hasta podría aumentar la diversión.

- En el departamento de la disciplina, prueba tener un día
(o semana o mes entero si estás más avanzado) libre de
azúcar, libre de productos lácteos, libre de carne o libre
de comida chatarra. Esta es una forma fantástica de explorar cuánto mejor te sentirías si tuvieras una dieta más
sana.

- En la categoría estilo de vida, considera leer un libro sobre un tema del que no sepas nada. Tendemos a explorar áreas con las que ya estamos familiarizados porque es más fácil; está en nuestra zona de confort. Prueba una escapada de fin de semana que sea diferente también. Sorprende a tu esposo o esposa y no le des ni una posibilidad de rechazar la nueva elección; ¡todo el mundo necesita un empujoncito que lo saque de su zona de confort! Y asegúrate de mantener la mente abierta durante toda la experiencia.

- Cuando se trata de ejercicio, yo creo firmemente en realizar una gran variedad. Las recompensas a tu estado físico son mucho mayores cuando tu cuerpo es desafiado con variaciones en cuanto a la resistencia y el movimiento. La mejoría física proviene de los cambios en tu rutina. De modo que explora nuevos deportes, clases de baile y ejercicios que no hayas hecho nunca. Recuerda, de todos modos, ser cuidadoso si estás haciendo algo un poquito riesgoso, a menos que quieras terminar en tracción, la cual, a propósito, ¡es la zona suprema de confort!

Participar en *Celebrity Apprentice* me permitió observar a otras personas en sus zonas de confort. Se sabe que las celebridades negocian en sus contratos los pequeños, y no tan pequeños, requerimientos que hacen más fácil su trabajo. A menudo estos pedidos son tan exagerados que son legendarios. (¿Recuerdas la presunta cámara de oxígeno requerida para su camerino por Michael Jackson, o la caja higiénica para gatos en lugar de… bien… el toilet de Marilyn Manson?) Antes de que siquiera empezáramos a filmar, la persona a cargo de las celebridades nos llamó y nos preguntó por nuestros requisitos en términos de comida, bebida, otros servicios, etcétera. Yo soy siempre muy cuidadosa con mi comida, de modo que, por supuesto, pedí comidas saludables. Sabía que estaríamos trabajando largas y extenuantes horas, y quería asegurarme de poder comer alimentos saludables que sé que son fáciles de conseguir en Nueva York.

El primer día se nos pidió que presentáramos una lista de los alimentos que queríamos en nuestros War Rooms, las habitaciones donde cada equipo pasaría la mayor parte de su tiempo trabajando e intercambiando ideas. La lista era tan diversa como la gente. Una parte del grupo pidió dulces y bocadillos poco saludables, dulces con queso y con carne, toda la comida chatarra a la que pudieran echar mano —cuanto menos saludable, mejor. Y sólo dos en el equipo no podríamos haber sido más opuestos en nuestros pedidos, ¡pidiendo incluso verduras orgánicas frescas y una juguera!

Me sorprendió que algunas personas pudieran engullir hamburguesas con queso, papas fritas, caramelos y banana splits, en los diez minutos que nos daban para comer, y trataran todavía de pensar claramente. La temperatura era otra gran cuestión. Los War Rooms estaban en el mismo piso, y aunque no podíamos oírnos unos a otros, estábamos conectados por un sistema de calefacción y aire acondicionado. Nuestro equipo siempre estaba con mucho frío y quería subir a más no poder la temperatura, entonces, por supuesto, continuamente recibíamos un golpe a la puerta de Vinnie Pastore o de uno de los productores diciendo, "¡Hace demasiado calor en la habitación de los muchachos! ¿Qué pasa con todo ese calor allí adentro, chicas?" Los muchachos con todos esos músculos y masa corporal siempre tenían calor y las mujeres con sus cuerpos más pequeños y sus ropas más livianas siempre tenían frío.

Las batallas entre los sexos no sólo eran sobre gerenciamiento, mercadeo y venta; se reducían a una diferencia básica en la supervivencia cotidiana. Ocasionalmente compartíamos las habitaciones de unos y otros para las reuniones de grupo o de directivos, y el contraste entre las dos habitaciones era obvio. La habitación de las mujeres estaba siempre inmaculada y organizada y la habitación de los hombres estaba regada y sucia. Cada vez que estaba en su War Room, me daba asco hasta usar el baño. Había siempre un poquito de orina en el asiento del inodoro y en el piso alrededor. Los pañuelos de papel usados estaban apilados y a ninguno de los muchachos parecía preocuparle...¡ni siquiera parecían darse cuenta! La zona de confort de los muchachos era tan diferente a la de las chicas. Puedes estar seguro que Marte es mucho más sucio que Venus. ¡Resulta que los gases sulfúricos que se han detectado en Marte *no* son de volcanes! Tampoco podríamos haber sido más diferentes en términos de la forma en que encarábamos la tarea de ser gerentes de proyecto y sacar lo mejor o lo peor de nuestros compañeros de equipo. Algunas personas podían adaptarse a las condiciones que se dieran, mientras que otras tenían que tener un cierto estado de caos para poder salir adelante. Esto no es poco usual. He trabajado con actores en el pasado que eran conocidos por crear de entrada una atmósfera tensa para todos, pero dadas esa confusión y tensión, ellos podían brillar a expensas del resto.

El show televisivo *Project Runway* también es excelente para observar las zonas de confort de otra gente. Otros reality shows usan una estrategia similar, pero en *Project Runway*, no sólo es cuestión de burlarse, sobrevivir y jugar mejor; también tienes que crear algo que sea especial y hermoso y que luzca bien —¡todas las semanas! Imagínate cómo sería estar desarraigado de tu casa, vivir con extraños, competir con tus compañeros de cuarto por un montón de dinero y una gran oportunidad, y todavía tener que apelar a tus energías creativas para diseñar algo especial y hermoso que luzca bien —¡como tu *salud*!

A medida que leas este libro, ten presente que tu objetivo debería ser no sólo ir un poco más allá de tu rutina habitual sino también aprender a proteger lo que necesitas para tener éxito.

Acepta tus miedos

¿Qué te asusta? ¿A qué le tienes miedo? ¿Qué te despierta a mitad de la noche, se apodera de tu imaginación y te impide volver a dormir mientras consideras diferentes escenarios y sus conclusiones ilógicas? Cuando le tengo temor a algo, a la escritora que hay en mí le encanta imaginarse cada giro y vuelta por los que mi miedo puede llevarme; la actriz que hay en mí me pone en cada rol que mi miedo me permita desempeñar.

A veces tememos aquello para lo cual sentimos que no somos buenos, no nos podemos comprometer, o nos resistimos a aprender. Tememos lucir poco prácticos, tontos o fuera de lugar, de modo que elegimos lo seguro y no hacemos nada. Siempre habrá temores; siempre tendrás temor a algo. Se trata simplemente de qué tipo de músculo emocional estás deseando desarrollar para poder ser capaz de manejar esos temores y entonces seguir adelante con tu vida. Si puedes dar vuelta tu temor y aprender a usar aquello que temes, entonces tu temor puede a menudo impulsarte a hacer una enorme diferencia en tu vida. Entonces, podrás cambiar tu percepción lo suficiente como para abrirte y presentarte a ti mismo de una forma que no necesariamente te hará sentir cómodo pero al menos no te permitirá esconderte para siempre.

Digamos, por ejemplo, que no te gusta ir al gimnasio porque temes que todos te miren. ¿Qué tal si te prepararas mentalmente para ese temor imaginándote a ti mismo en esa situación y decidieras cómo vas a manejarla? ¿Qué tal si fueras al gimnasio y simularas que nadie más importa? Podrías decirte a ti mismo, "Sé que habrá gente mirándome, pero yo miraré a los miembros del gimnasio a los ojos y sonreiré. Voy a hacer ejercicio aun más duro que lo habitual y a disfrutar del hecho de estar expuesto a la vista de todos. ¡Voy a estar emocionado por ser aquello en lo que todas las otras personas están pensando hoy!"

Es muy poco probable que alguna vez vuelvas a ver a las personas que están en el gimnasio, por lo tanto, aun cuando la gente esté mirando (y no pienses ni por un segundo que no lo están haciendo porque tú también lo estás haciendo), ¿qué importa? Todos miramos, comparamos, juzgamos y después pensamos, "Oh, no soy tan malo como él o ella". Después de eso, la mayoría de la gente se va a casa y se come un helado para celebrar su superioridad. La próxima vez que estés acomplejado en el gimnasio, piensa en que toda la gente se irá a casa a comer helado después de haberte visto y en como, en un mes, ¡tú serás el que esté en forma! Míralo de este modo: El temor en tu rostro no te hará lucir más atractivo, ¡pero la confianza y la satisfacción sí! Una actitud estupenda es contagiosa, pero si no hay nadie en el gimnasio que se te quiera unir, ¡entonces déjalos darse cuenta de su propios complejos cuando te vean seguro de ti mismo! La primera reacción de la gente al ver a alguien que tiene seguridad en sí mismo generalmente es, "¡Guau! ¡Esa persona tiene algo!"

¿Has alguna vez una foto de la escuela primaria y cuando les has mostrado tus a compañeros otra gente han señalado a alguien y dicho, "Esta es una hermosa niña", o "Ese niño era lindísimo"? Y tú les dices, "¿Qué? ¿Esa chica? ¡De ninguna manera! Los otros niños se burlaban de ella" o "Era mezquina" o "Era una traga libros". Después te das cuenta de que tu imagen de ellos no tiene nada que ver con la forma en que lucen sino con la forma en que se comportaban. Esto es igual de cierto para los adultos. Pensamos que la forma en que lucimos importa más que nuestra actitud, pero es exactamente lo opuesto. Ahora, eso no es lo mismo que decir que no deberíamos estar lo mejor que podamos, o tratar de lucir bien y estar saludables. No nos da licencia para ser una persona "agradable" que come mal. Pero mientras estás aprendiendo las herramientas que te harán más equilibrado, más saludable, a estar más en forma y lucir mejor, puedes mejorar tu actitud para ayudar a acelerar el proceso.

Solía tener temor a que si no era dura conmigo misma, fracasaría rápidamente. Como resultado, me enamoré de ser dura conmigo misma. Ser "tu crítico más duro" no tiene que ser una cosa mala, porque sólo tienes que preocuparte por juzgarte a ti mismo. ¿Por qué preocuparse entonces por la opinión de otra persona si tú eres intrasigente contigo mismo? Si se lo hace adecuadamente, ser tu peor o mejor crítico puede traerte un gran éxito. Estarás poniendo tus propios estándares lo suficientemente altos como para mejorar consistentemente aun lo mejor de ti. Pero no temas ser bueno contigo mismo tampoco. No es lo mismo que rendirse, a menos que ser "bueno" signifique permitirte conductas indulgentes que en realidad son autodestructivas.

Es mejor tener una actitud optimista en todas las cosas que hagas. Relájate y aprende a reírte de ti mismo. Es sorprendente cuántos de tus miedos desaparecen cuando los tomas con sentido del humor. He aprendido como actriz que hay dos cosas que pierdes cuando estás asustado —tu humor y tu sexualidad. ¡Se escapan por la ventana! El miedo realmente comienza en tu cabeza, y si ciertamente quieres superar tus miedos, primero tienes que enfrentarlos en ese poderoso cerebro que tienes.

Mientras leas este libro, te verás confrontado con las mismas preguntas que me he formulado a lo largo de los años para cambiar mi vida. El autoexamen nunca es fácil, pero cuando lees u oyes algo que desvía tu pensamiento y te inspira a moverte en una dirección más positiva, entonces cada paso del camino se vuelve más gratificante que el anterior.

El cuestionario "Enfrenta tus miedos": ¿A qué le temes?

1. ¿Tienes miedo de mirarte en el espejo?
2. ¿Tienes miedo de que tus prendas de ropa de talla grande se estén convirtiendo en tu guardarropa?
3. ¿Tienes miedo de estar sintiéndote demasiado cómodo en tu rutina?
4. ¿Tienes miedo de poner celosos a tus amigos?
5. ¿Tienes miedo de presentarte ante tu suegra (o ante alguna otra persona) con tus nuevos hábitos saludables?
6. ¿Tienes miedo de tu propio enojo?
7. ¿Tienes miedo de invertir tiempo en ti mismo?
8. ¿Tienes miedo de nunca llegar a ser la persona que sabes que puedes ser?
9. ¿Tienes miedo de ser lo mejor que puedes ser —o de que lo mejor que puedes ser no sea lo suficientemente bueno?
10. ¿Tienes miedo de que te sorprendan "fingiendo"?
11. ¿Tienes miedo de tus propias limitaciones?
12. ¿Tienes miedo de enfrentar tus errores sin recurrir a la comida?
13. ¿Tienes miedo de enfrentarte a tu yo caprichoso interior?
14. ¿Tienes miedo de admitir que es hora de cambiar?
15. ¿Tienes miedo de ver a un médico sobre algo que sabes que está mal?
16. ¿Tienes miedo de conocer demasiada información?
17. ¿Tienes miedo de nunca tener buena salud?
18. ¿Tienes miedo de saber demasiado sobre ti mismo?
19. ¿Tienes miedo de que lo mejor en tu vida sea la comida?
20. ¿Tienes miedo de que dejar tu dieta signifique tener que dedicar tiempo a tus otros "talentos"?

21. ¿Tienes miedo a lo que el "éxito" significaría en tu vida?
22. ¿Tienes miedo a que "estar sano" no funcione para ti?

Respirar profundo y admitir una lista de cosas que me causaban temor en esa primera clase de Enfrenta tus miedos es verdaderamente una de las cosas más valientes que he hecho alguna vez, y fue tan liberador. Hacer cambios grandes en tu salud y en tu vida puede despertar todo tipo de temores —privaciones, rechazo, no pertenencia— y hacerte cargo de esos temores es el primer paso hacia su conquista.

—TONIA KULBERDA, New Jersey,
Miembro de Marilu.com

Las clases de Enfrenta tus miedos me hicieron ver las cosas que nunca me tomé el tiempo de confrontar o siquiera ver.

—FAITH WAIT, Pennsylvania
Miembro de Marilu.com

Miedo a perder peso

La gente a menudo me dice que uno de sus mayores temores tiene que ver con perder peso. Además del cambio físico, temen que sus vidas cambien completamente, y tal vez no de forma positiva. La gente podría ponerse celosa, los esposos podrían sentirse amenazados y su propia personalidad podría volverse arrogante e insensible. También existe el temor a que la presión resulte demasiado y a no poder mantener sus rutinas. Es mucho lo que se necesita para mantener un estilo de vida saludable.

Yo lo he pasado.

Solía tener exactamente estos pensamientos antes de comprender el programa Total Health Makeover (THM). Luchaba cuando necesitaba perder peso para lograr un propósito en particular, tal como un trabajo o un evento, y luego tiraba todo por la borda después de que el período de privaciones había pasado. Me calmaba a mí misma pensando, *¡Simplemente soy grandota!* Lo cual era más fácil que realmente cambiar mis hábitos de alimentación por buenos hábitos. Usaba cada excusa que aparece en este libro hasta que me di cuenta que estaba perdiendo año tras año atascada en el mismo lugar. Cuando me quedé sin excusas, comencé a cambiar. Sobre todo, reconocí que mi vida no era una película con los créditos a punto de empezar a rodar. Nada era estático. Yo era una criatura que se desarrollaba todo el tiempo y que podía cambiar, crecer, inspirar celos y ser arrogante un momento y simpática el siguiente. ¡Estaba viva! Y mi problema de peso era realmente mío y estaba en mi cabeza y en mi cuerpo, y nadie estaba prestando tanta atención a eso como yo.

Déjame preguntarte esto: Si finalmente alcanzaras el peso que siempre quisiste tener, ¿qué es lo primero que harías? ¿Conseguirías un trabajo diferente? ¿Retarías a alguien? ¿Buscarías a un antiguo enamorado? ¿Finalmente tomarías esa clase que siempre has querido tomar? Seriamente, ¿qué harías diferente a lo que estás haciendo ahora? ¿Cómo luce ser "la mejor versión de ti mismo? (Y no quiero decir sólo físicamente.)

Miedo al éxito

Cuando se trata de analizar los miedos de uno mismo, pienso que realmente la pregunta es: ¿Cuán auténtico quieres ser? ¿Cuán conectado quieres estar a la persona que eres en lo más profundo de ti? ¿O esa persona en lo profundo de ti es sólo un amigo imaginario antes que un ser humano vivo que respira?

Lo que nos lleva al temor al éxito.

Supongamos que has logrado la mejor figura de tu vida y sientes que puedes hacer cualquier cosa y que tu vida finalmente es de la forma en que siempre la has imaginado.

Entonces, ¿qué? ¿Qué sucede después? ¿Que sientes al tener éxito? Si le tienes temor, ¿por qué te atemoriza?

¿O dices, "Adelante, yo puedo con esto"?

Solía manejar mis miedos fingiendo que no existían. Eso me llevó muy lejos, a hacer cosas valientes, pero dentro de mí me sentía como una impostora.

—LYRICAL,
Miembro de Marilu.com

Miedo al cambio

Imaginemos por un momento que de hoy en adelante, el peso que tienes *en este preciso momento* es el peso que tendrás por el resto de tu vida.

Piensa en eso.

Estarías en el mismo estado físico en que estás hoy, no importa cuán bien comieras o cuánto ejercitaras. Estarías así. Envejecerías, pero no engordarías ni adelgazarías.

¿Estarías deprimido porque no podrías hacer nada al respecto? ¿O estarías *aliviado* por no poder hacer nada? Después de todo, no habría más luchas, no más presión para cambiar. Simplemente tendrías el físico que tienes hoy… para siempre.

¿Vivirías el resto de tu vida escondiéndote detrás de la ropa que has estado usando recientemente? ¿O te sentirías inspirado a forzarte a tener un nuevo estilo? ¿Te harías el nuevo corte de cabello que te has estado prometiendo a ti mismo para el momento en que perdieras peso? ¿Aprenderías a disfrutar como luces? ¿Te aceptarías tal como eres hoy y seguirías así adelante?

¿Qué harías si te quitaran la habilidad de cambiar?

¿O todavía le temes al *cambio*?

Miedo a no ser perfecto

¡Este miedo es uno grande! Es un tema que aparece de varias formas durante nuestras clases en Marilu.com, y es un miedo que se cuela insidiosamente en nuestras psiquis y no se va.

- "Ya arruiné mi dieta, así que puedo comer como una cerda el resto del día".
- "No importa cuánto ejercicio haga, nunca seré como…"
- "Mi cuerpo (casa, guardarropa, trabajo) nunca será grandioso, ¿para qué voy a tratar de mejorarlo?"
- "¿Para qué molestarme en aprender un instrumento musical (o a cocinar, o a pintar). Nunca seré bueno".
- "Nunca seré feliz con mi vida, de modo que, ¿por qué no estar deprimido?"

Eso es. ¡Estoy hablando de *perfección*! (O, más bien, ¡del miedo a no ser perfecto!) ¡Oh, esa palabra! Puede paralizar, asfixiar o destruirte. Puede impedirte dar el primer paso, o dar lo mejor de ti, o inclusive puede impedirte hacer algo. Es un tema tan importante para la gente que lo hice parte del eslogan *Total Health Makeover* —"¡Progreso, no perfección!" Sé cuán devastador puede ser para la gente pensar que no están siendo "perfectos". El perfeccionismo está muy presente en mi familia, a tal punto que un tío mío no hacía *nada* si no podía ser perfecto. Sus hermanos solían decir, "Tu

Tío Dan es un perfeccionista. En otras palabras, ¡no hace nada!" Estoy aquí para decirles que no hay nada perfecto. Y, como siempre digo, ¡la única vez que eres perfecto es cuando estás perfectamente muerto!

Miedo a la muerte/la enfermedad/la información

Todos los años en abril, el mes de mi cumpleaños, me hago un chequeo médico que comprende todos los exámenes más importantes. Me encanta hacerlo porque me dice exactamente qué está sucediendo con mi cuerpo y qué necesito ajustar respecto al año anterior. Siempre he sido el tipo de persona que ama saber todo. Mis amigos se burlan de mí por esto, porque saben que me gustan todos los comentarios, buenos o malos.

Pero no todos quieren saber *todo*.

He visto gente tan asustada de dejar un vicio —ya sea fumar, alcohol, mala alimentación o una mala relación amorosa— que se rehúsan a aceptar buenos consejos. He visto a gente tan asustada de conocer su estado de salud, que no irían a ver a un médico hasta que fuera demasiado tarde. Y he visto gente con tanto miedo a morir que no se han permitido vivir.

¿Cuánto te gusta saber? ¿Hay algún vicio que sepas que deberías abandonar pero cierras tus oídos a oir la verdad? ¿Tienes miedo de ver un médico porque puede llegar a decirte algo que no puedes manejar? Y por último, pero no menos importante, ¿tu miedo a morir te impide hacer algo que te encantaría hacer?

Miedo al fracaso

Cuando pienso en el miedo al fracaso, lo primero que me viene a la mente es algo que oí cuando tenía dieciséis años y estaba haciendo la coreografía de un show para el teatro de la comunidad local. La esposa del director era la talentosa estrella de nuestro show, y había sido responsable de que yo obtuviera el trabajo después de verme hacer un pequeño papel en una de sus producciones anteriores.

Estábamos detrás del escenario un día, y me dijo que yo le hacía acordar a ella misma cuando era más joven (ella probablemente no tenía más que veintiséis años en ese momento). Me preguntó si mis intenciones de entrar al mundo del espectáculo eran realmente serias, ir a Nueva York o a Hollywood, y yo le dije, "Sí, por supuesto. Me veo a mí misma en el mundo del espectáculo, trabajando en Broadway, haciendo todo eso". Y recuerdo que me dijo, "¿En serio? Yo no. No creo que pudiera con todo eso. ¿Qué sucedería si no triunfo? ¿Qué sucedería si no me gusta? ¿Qué sucedería si resulta no ser lo que espero? Nooo. Soy el tipo de persona que es más feliz pensando lo maravilloso que *podría* haber sido".

Nunca olvidaré sus palabras. Me parecieron extrañas en ese momento. No podía concebir que alguien eligiera imaginar el éxito en vez de intentar lograrlo.

¿Y tú?

¿Es mejor al menos probar, aunque no alcances tu objetivo del todo? ¿O prefieres imaginar cuán grandioso podrías haber sido… o lucido… o sentido… o triunfado… o creado algo?

Perdónate

Hace algunos años tuve la buena suerte de conocer a Kitty Carlisle, la famosa actriz, cantante de ópera, autora y empresaria, que hace no mucho falleció a la edad de noventa y seis años. Cuando la conocí, todavía tenía su espectáculo en Nueva York siempre con entradas agotadas. Leí un artículo en el que se le preguntó cuál era el secreto de su larga y exitosa vida. Dijo que cada mañana se miraba en el espejo, se miraba larga e intensamente y se decía, "Te perdono".

Cuando leí eso, me paré en seco. Esas tres palabras pueden hacer una gran diferencia en cómo pasas tu día. ¿Llevas la carga de los pecados de ayer? ¿Te reprendes constantemente por lo que sea que hiciste o fuiste el día, semana, mes, año o década anterior? ¿O te miras a ti mismo a los ojos y dices "Te perdono" y sigues adelante?

Terapia

A veces, la mayor parte del tiempo simplemente no puedes enfrentar tus mayores miedos solo. Hice terapia muchos años a partir de los veintitrés años. Pensé, *¿por qué esperar a ser vieja para ser sabia?* Yo estaba viviendo sola en Nueva York en ese momento y estaba comportándome distante y desconectada de mis sentimientos, y sabía que necesitaba ayuda.

Un mal terapeuta es peor que no tener terapeuta, de modo que es importante asegurarse de tener un *buen* terapeuta. Una regla general básica es encontrar un terapeuta que respete el contrato que tienes con él o ella. Por ejemplo, si la sesión es de cincuenta minutos, no debería ir más allá de los cincuenta minutos. Un buen terapeuta respeta el contrato y puede ayudarte a "curarte" al mantener las reglas y los límites estipulados en el contrato.

En otras palabras, no quieres ser compinche de tu terapeuta. Tenía una amiga cuyas sesiones con su terapeuta solían transcurrir ¡haciéndose las uñas mutuamente! Llamaba a su terapeuta por su nombre de pila y nunca una sesión duró lo mismo que la anterior. En realidad, ¡la mayoría de las "sesiones de cincuenta minutos" duraban dos horas! La terapeuta era también informal a la hora de cobrar su servicio y finalmente la cuenta por la terapia de mi amiga excedió los seis mil dólares, la mayor parte de la cual todavía está pagando. Mi amiga sabía que estaba acumulando gastos pero pensaba, "¡Qué demonios, algún día lo terminaré de pagar!" No me sorprende que todavía luche con temas vinculados al dinero y el tiempo. Un terapueta realmente puede hacer una diferencia en el progreso de un paciente y sus problemas vitales por la forma en que él o ella respetan el contrato.

Un buen terapeuta te desafía, especialmente al principio, y no te da todas las respuestas. Un buen terapeuta te alienta a mirar muy dentro de ti para encontrar las respuestas y te ayuda a poner las cosas en perspectiva. En la terapia debes hablar, dar rienda suelta a lo que sientas y discutir. Hablas sobre cualquier cosa y sobre todas las cosas y, al hacer eso, comienzas a reconocer que tus sentimientos son poderosos, y al poner tus sentimientos en palabras hay menos posibilidades de que los pongas en acción. Por ejemplo, puedes decir, "¡Odio a mi esposo, y quiero matarlo!, pero al expresar esos sentimientos en terapia, (¡esperemos!) no irás y lo harás. Cuanto más expreses tus sentimientos, menos posibilidades hay de que actúes según ellos. Un terapeuta no está allí para juzgarte sino más bien para ayudarte a comprenderlo todo. La idea es ser capaz de expresar tus sentimientos negativos —aun sobre la terapia— y, sin embargo, seguir un tratamiento.

Siempre consideré la terapia como el mejor de los programas de computación del mundo. Haces una pregunta y, a su vez, el terapeuta te formula una a ti, lo cual, entonces, requiere que te formules más preguntas, hasta que finalmente obtienes las respuestas. Cuantas más preguntas te formulas, más aprendes sobre lo que en realidad te está sucediendo.

A veces cuando lloras viertes lágrimas de ira. Estás enojado porque estás frustrado por no ser capaz de articular lo que estás sintiendo. Yo solía entrar a una sesión y simplemente llorar porque no podía expresarme de la forma en que quería hacerlo. Recuerdo que al salir de una de mis primeras sesiones, estaba tan aturdida por haberme expresado de una forma en la que no lo había hecho antes que me llevé por delante un árbol. ¡La terapia definitivamente lo revuelve todo!

Pasé mucho tiempo reflexionando sobre mí misma porque sabía que tenía un gran potencial dentro de mí. Una vez que hice contacto con la persona que yo era, y con quien quería ser —y el afuera se conectó con el adentro— ¡no hubo forma de pararme! Sin embargo, no sucede de la noche a la mañana. La gente piensa que las cosas son "fijas" de algún modo, y que una vez que consigues un objetivo, allí se acaba todo. Llegar a ser saludable es un proceso en desarrollo. Requiere un montón de paciencia y comprensión. Es especialmente difícil al principio cuando se hace difícil ver tu futuro "yo" saludable. Más tarde, cuando llegas a un punto donde estás empezando a ver los resultados de tus esfuerzos, quieres más de lo mismo, de modo que sigues tratando de ser más saludable.

Estoy escribiendo esto no sólo porque pienso que vale la pena hablar sobre la terapia sino también para explicar cómo el lenguaje puede ser una herramienta muy poderosa contra nuestros miedos. Puedes resolver tanto con el lenguaje. Aprendí de Dr. Ruth Velikovsky Sharon, quien escribió conmigo *I Refuse to Raise a Brat*, que los sentimientos son simplemente sentimientos. Los sentimientos no te matarán. Lo importante es conocer tus sentimientos a fondo para después decidir cuáles poner en acción, después de haber meditado lo suficientemente bien como para saber exactamente qué quieres hacer con ellos. El truco está en conocer bien tus sentimientos en lugar de simplemente tratar de *superarlos*, porque de este otro modo puede aparecer algo peor. Por ejemplo, alguien que está tratando de superar un problema de peso puede comenzar a sustituirlo por alguna otra cosa —drogas, alcohol o sexo— en lugar de comprender las causas subyacentes al problema original. Años atrás, un amigo mío con mucho sobrepeso comenzó una dieta muy estricta que no tenía ningún sentido. Después de unas semanas de iniciada la dieta, y totalmente disconforme con ella, sufrió una parálisis facial y sintió que tenía que volver a su comida. Fue como si su cuerpo se rebelara porque él no había resuelto su obsesión por la comida y las razones para querer comer en demasía en primer lugar. Finalmente, buscó ayuda profesional, y yo pude ayudarlo a cambiar gradualmente algunos de sus hábitos alimenticios de modo que no se sintiera abrumado. La parálisis facial nunca volvió y su salud y peso mejoraron.

Finalmente, el objetivo es hablar y *comprender* tus sentimientos lo suficiente como para que no te afecten de forma destructiva. Puedes en verdad *elegir* acarrear la carga negativa o enfrentarla usando como mantra la frase "progreso, no perfección", de modo que no te abrume el resto de tu vida.

El tiempo es un gran sanador y un factor importante en la curación.

Cuando te conviertes en adulto, te das cuenta de que tus padres probablemente estaban haciendo todo lo que podían por educarte, dado su origen y su experiencia de niños. Incluso pueden haber vivido en un tiempo en que la gente no contaba con las herramientas de autoayuda disponibles que tenemos ahora. Tenían menos privilegios de los que tenemos ahora y ciertamente muchos menos que los que tendrán nuestros hijos. A menudo la gente que tiene la niñez más difícil es la más exitosa porque sabe que tiene que encontrar su propio camino. A medida que creces, te das cuenta de que puedes tener sentimientos encontrados hacia tus padres. Es casi como el juego de la "rueda de la fortuna" que podría detenerse en cualquier característica o sentimiento, y ponerte a reflexionar sobre tus padres o sobre cualquier otra cosa en realidad. Es importante saber que si quieres estar completamente realizado como ser humano, *deberías* conocer, *puedes* conocer y *de hecho tienes* que conocer a fondo todos tus sentimientos.

Pienso que es importante tratar de resolver las relaciones familiares porque ellas representan tu núcleo original y mucho de lo que llevamos al resto del mundo está basado en cómo nos relacionamos con los miembros de nuestra familia.

Creo que cuando aparecen ciertos sentimientos de temor de algún modo puedes hablar acerca de ti mismo, a través de ellos —hasta que te das cuenta de que el temor es infundado, irracional o algo que necesita ser explorado porque realmente está basado en alguna otra cosa. Aun cuando exista un estado emocional particular —soledad, depresión, etcétera— todos tus otros sentimientos también están presentes.

Imagínate que estás colgando de un trapecio entre dos plataformas y comienzas a mecerte un poquito y a ganar impulso. Muy pronto, te meces más y más entre los dos extremos. Llamémoslos, por ejemplo, "permaneciendo en el matrimonio" y "obteniendo un divorcio". Ésos son los nombres de las plataformas, y tú estás meciéndote de un lado a otro entre las dos. Para finalmente saltar a una de las dos plataformas necesitas tomar suficiente impulso al mecerte desde la plataforma opuesta. Exactamente en el momento en que parece que vas a aterrizar en una, te meces recorriendo todo el camino hacia el lado opuesto. No puedes aterrizar a menos que hayas tomado impulso desde la dirección opuesta. A veces la peor situación es la que te da el impulso para mejorarla. Pero tienes que permitirte el dolor de la exploración.

Si sólo estás interesado en "sentirte mejor", entonces eso es lo que te hace insensible a la vida.

La gente está interesada en sentirse mejor porque le tiene tanto miedo a los sentimientos negativos —sobre sí mismos, sus esposos o esposas, trabajos, chicos— que busca refugio en algo como la comida. Cuando están afligidos el día después de un atracón grande, se concentran más en el hecho de la comida y la pesadez que sienten que en lo que los hizo comer demasiado en primer lugar. El tocar fondo de algunas personas puede continuar por siempre porque nunca se permiten realmente tocar fondo. Tocar fondo no significa tener que ser un alcohólico empedernido o ser terriblemente pobre al punto de tener que vivir en la calle. Podría ser alguien que elige vivir frente al televisor, no haciendo ejercicio nunca, ni aprendiendo ni creciendo. Una persona puede tocar fondo por sus miedos.

¿Te has sorprendido a ti mismo temiendo algo y después te has dado cuenta de que no era algo tan malo?

Pienso que todos tenemos una imagen de la persona que podríamos ser y cuando sentimos que no estamos a la altura de esa persona, permitimos que nuestros temores se adueñen de nuestras vidas. Cuando crees en ti mismo lo suficiente como para confiar en que lo que haces *puede* y *hará* una diferencia en el mundo, y comienzas a comprender que, no importa cuán abajo, deprimido, solitario o gordo te puedas sentir en algún momento, en el fondo de tu corazón realmente sabes quién eres —y no sientes miedo.

¡Conclusión!

- Es importante saber qué quieres realmente en tu vida.
- El riesgo de perder algo de nuestro confort en la vida juega un rol prominente en nuestros esfuerzos por alcanzar nuestros objetivos.
- ¿Qué significa para ti la frase "zona de confort"?
- ¿Qué has hecho en tu vida para mantener los buenos y los malos comportamientos que te hacen "tú mismo"?
- Desafíate a *salir* de tus zonas de confort si permanecer en una de ellas no hace avanzar tu vida.
- Analiza y haz una lista de tus temores.
- Aprende a relajarte y reírte de ti mismo.

- ¿Cuán auténtico quieres ser?
- ¿Cómo cambiaría tu vida si alcanzaras tus objetivos?
- No evites vivir por miedo al fracaso.
- Piensa en el progreso, no en la perfección.
- ¡Perdónate todos los días!
- Llegar a ser saludable es un proceso. Requiere mucha paciencia y comprensión.
- Habla sobre tus sentimientos y *compréndelos* lo suficiente como para que no te afecten de manera destructiva.

Dos

NAVEGA LOS "CAMPOS MENTALES"

DEL AUTOSABOTAJE

Uno de los primeros pasos para vivir bien consiste en dejar de sabotearse a uno mismo. No puedes seguir hacia delante en la vida si estás constantemente atascado en el mismo lugar. El autosabotaje es insidioso porque puede manifestarse en cualquier área de tu vida, incluyendo tus relaciones, tu carrera y en la manera en como te alimentas. Lo que se que necesites para mejorar tu vida, puedes encontrar una forma original de sabotearlo.

Yo he saboteado relaciones y he tomado decisiones tontas en mi carrera, ¡pero nada en mi vida puede compararse a mis viejas formas de autosabotaje con la comida! Ser una persona saludable hoy en día es mucho más fácil de lo que era cuando yo comencé a intentarlo a finales de los años setenta. En ese entonces no había etiquetas en los alimentos, ni comidas rápidas nutritivas, ni estantes de comida saludable en los supermercados. Hoy tenemos mejor información y sobre todo más accesible, desde medicina alternativa hasta información sobre el contenido de una lata de sopa. Realmente no hay excusa para que *no* estemos saludables.

Entonces, ¿cuál es el problema? ¿Por qué estamos más enfermos, más gordos y más perezosos que nunca antes?

Te diré por qué. A pesar de toda la maravillosa información disponible, nosotros como seres humanos, con nuestras flaquezas humanas, ¡elegimos frustrar nuestros mejores esfuerzos, una y otra vez, con autosabotaje!

Pero ¿qué es el autosabotaje y por qué tiene tanto dominio sobre nosotros?

El autosabotaje es el método que usamos para tendernos una trampa para fracasar. Es la excusa que nos damos cuando queremos culpar a otra cosa u otra persona por nuestro fracaso. Es la razón por la que renunciamos a las resoluciones de Año Nuevo mucho antes de que termine enero, y la razón por la que hacemos trampa en nuestras dietas en el momento en que empezamos a ver un progreso. La clave para tener éxito está en comprender que el impulso al autosabotaje puede controlarse. Podemos convertir nuestros impulsos negativos en positivos y, una vez que lo hacemos, nuestros objetivos pueden alcanzarse.

El autosabotaje es una trampa en la que es fácil caer. Antes de Total Health Makeover, yo estaba tan confundida por toda la información contradictoria que había sobre la salud que pensaba que nunca tendría confianza en lo que comía. Después de unas semanas de haber empezado el programa, lo comprendí —supe realmente qué funcionaba, todo tuvo sentido, nunca me había sentido mejor— pero entonces inmediatamente pensé, "¡Qué maravilloso saber qué funciona para mí —ahora puedo hacer esto cuando quiera". No fue sino hasta el momento en que "cuando quiera" se convirtió en ahora mismo —hoy, esta comida, este ejercicio— que hubo un cambio real en mi salud y en mi estado físico.

—CATHY DODD, Washington,
Miembro de Marilu.com

El autosabotaje siempre ha sido uno de mis temas favoritos porque no importa qué historias me cuenten; yo ya lo he vivido. Sé lo que es estar a punto de alcanzar el peso que me había fijado como objetivo, y simplemente abandonar la contienda a cinco o diez libras de la línea final. Sé lo que es lograr una cierta imagen, recibir halagos y después darme permiso para echarla a perder. Sé lo que es rendirse y renunciar cuando me aproximo a lo que realmente quiero. El autosabotaje acecha en cada uno de nosotros todos los días de nuestras vidas. Tiene muchas características, muchas caras y muchas personalidades, todas con el mismo objetivo en mente —desviarte del camino, llevarte lejos de tus objetivos ¡y llenarte la boca de comida tan pronto como sea posible!

Después de estudiar el autosabotaje por muchos años, y finalmente "curarme" de esta desagradable enfermedad, he llegado a darme cuenta de que hay *al menos* treinta y tres razones por las que nos autosaboteamos (ver la lista), y que todos dominamos al menos seis de ellas. El primer paso que debemos dar para vencer el autosabotaje es tomar consciencia de las diferentes razones. Prestar atención a ese impulso inicial de salirnos del camino es también muy importante. Ten en cuenta cuántas veces sientes el impulso de ir al refrigerador o la alacena a lo largo del día y comenzarás a darte cuenta que la mayor parte del tiempo estás reaccionando a un disparador emocional antes que al hambre real. Es una respuesta condicionada a los sentimientos y estás eligiendo expresarla con comida.

La comida y las emociones

El hambre —el mecanismo de supervivencia que nos dice cuándo salir y cazar, y cuánto comer y cuánto arrastrar hasta la caverna— es un instinto integrado en nuestro intestino y cerebro. Es un im-·

Treinta y tres razones para el autosabotaje

1. Enojo
2. Mal manejo del tiempo
3. Aburrimiento
4. Despreocupación
5. Engreimiento
6. Control
7. Depresión
8. Envidia
9. Agotamiento
10. Miedo al fracaso
11. Miedo a la sexualidad
12. Miedo al éxito
13. Frustración
14. Culpa
15. Impaciencia
16. Intimidación
17. Celos
18. Falta de compromiso
19. Falta de confianza
20. Falta de preparación
21. Falta de resistencia
22. Inseguridad
23. Falta de fuerza de voluntad
24. Pereza
25. Soledad
26. Negligencia
27. Sobrecompensación
28. Concentración en ti mismo
29. Autoengaño
30. Autodestrucción
31. Vergüenza
32. Hambre
33. Estrés

pulso natural que nos ayudó a convertirnos en las magníficas criaturas que somos. Pero hoy en día debemos ser cuidadosos con lo que comemos, y cuánto y cuán a menudo. El hambre puede ser sutil. Rara vez te das cuenta de estar satisfecho cuando tu panza se llena con papilla procesada, pero entonces la sensación de estar lleno te pega en el estómago. El objetivo es escuchar a nuestros cuerpos y comer siguiendo el instinto, no el deseo, y conocer nuestros cuerpos lo suficientemente bien como para reconocer cuando el hambre ha sido aplacado.

Las emociones que nos hacen comer cuando *no* tenemos hambre son variadas. La mayoría de ellas comienzan en la niñez, cuando nuestros padres nos dan una galletita porque nos lastimamos, el médico nos da un caramelo después de aplicarnos una inyección o la escuela ofrece una fiesta de helado cuando nuestro equipo gana. Cualquier tipo de celebración está conectada a poner algo en nuestra boca. Cada disgusto es aliviado con comida, de modo que la comida se empieza a relacionar con los sentimientos antes que con el hambre. (No sorprende que tengamos tantas dificultades con la comida y problemas de gratificación oral más tarde en nuestras vidas.) Escribí mucho sobre esto en mi libro *Healthy Kids* porque quería que los padres fueran conscientes de este síndrome y rompieran este ciclo. Es muy difícil como adulto quebrarlo porque para entonces las conductas están muy arraigadas en nosotros. Pero para tener una correcta relación con la comida, el ciclo debe ser detenido.

Una buena pregunta para responder es: ¿Cómo manejaba mis emociones cuando era niño? Todo comenzó allí. Cuando queremos autosabotearnos, todavía regresamos a ese pequeño niño que llevamos dentro, pero ahora simplemente estamos representando la versión adulta de él o ella. También somos espejos de mucho de lo que hemos visto en nuestros padres. Si nuestros padres se automedican, o se enojan, o beben demasiado, tenderemos a adquirir algunas de sus conductas. Podemos descubrirnos actuando como uno de ellos o como ambos sólo para vivir en su mundo por un corto tiempo y así tratar de entender de dónde vienen. Y a veces hacemos lo opuesto a lo que ellos hacen, sólo para asegurarnos de que *no* terminaremos como ellos.

El autosabotaje es también una forma de manifestarse. Como un chico malcriado en una pataleta que quiere lo que quiere cuando él lo quiere, tu caprichoso niño interior siente que mereces comer todo lo que quieres en cualquier momento que lo quieras, sin sufrir las consecuencias. Pero realmente se trata de una furia contra uno mismo porque en lugar de ser un caso de "¡Ya verás!" es un caso de "¡Ya *veró!*"

La comida es seductora

Muchas veces nos volcamos en la comida porque no nos decepciona de la forma en que otras cosas lo hacen. Puedes estar enojado por la forma en que luces o te sientes como resultado de comer mucho, pero no relacionas esos sentimientos en el momento de comer y saborear. La comida luce bien y huele bien, y tú *sabes* que sabrá bien. No hay conexión, en el momento que estás deseándolo, entre comer algo sabroso y cómo tus ropas o estómago se sentirán después. Puedes usar cualquier cosa como excusa para comer, pero la verdad es que no *necesitas* una excusa para comer.

> ¡Comer es fabuloso!
> ¡Comer es increíble!
> ¡Comer es uno de los mayores placeres de la vida!

Y es algo que tienes que hacer todos los días. (¿Puedes imaginar cuán aburrido sería si tuvieras que comer sólo una vez a la semana?) Nuestras vidas son tan complicadas, con tantas relaciones diferentes, que no sorprende que nos volquemos en la comida. La comida no nos responde hablando, y no tenemos que cuidarla. ¡Nos cuida a nosotros! Pero la comida es una de las relaciones más poderosas que tenemos porque realmente es unilateral. Ponemos mucha emoción en la comida y sin embargo, es un objeto inanimado sin agenda. Nos manifestamos con ella, y ella simplemente se sienta allí a la espera.

¿No es hora de que aclaremos nuestra relación con la comida?

El enojo interior

Una amiga tenía miedo de llegar a ser saludable y lucir lo mejor posible porque cada vez que se acercaba a su peso ideal, se ponía muy enojada. Sentía que llegar a estar saludable y lucir bien la convertía en una bruja, mientras que seguir con sobrepeso la hacía sentirse protegida en su "armadura corporal" y la forzaba a ser más dulce con la gente. Siendo "menos" de lo que podría ser, se sentía por debajo de las otras personas y por lo tanto tenía que ser agradable. Cuando sentía su propio poder por la pérdida de peso, tenía que comenzar a trabajar con temas vinculados al enojo que llevaba arraigado profundamente desde la niñez, y eso era demasiado para ella. Era más fácil permanecer invisiblemente grande (¡ahí tienes un oxímoro!) y negarse a aceptar la realidad. Tampoco podía manejar la idea de que cuando se veía y se sentía bien, otras personas se ponían celosas de ella. Como madre de hijas mujeres, prefería mantenerse con sobrepeso para no competir de ningún modo con sus chicas, aunque ellas preferían que su mamá estuviese saludable y en buen estado físico.

Cuando les conté esta historia a las mujeres en Marilu.com, muchas de ellas se sintieron identificadas con eso de contenerse de modo que otras no se sintieran celosas o compitieran con ellas. Las mujeres en nuestra cultura están condicionadas a ser sumisas y a no buscar llamar demasiado la atención. Como resultado, a menudo nos sentimos cómodas en nuestros roles de apoyo. Esta sumisión nos retiene y no nos permite a muchas de nosotras lograr lo que más queremos en la vida. En lugar de ir tras nuestros sueños, nos contenemos y justificamos el autosabotaje pensando que lo estamos haciendo por otras personas. Cuando oigo historias de otras mujeres apoyando esta actitud, siempre les digo, "¡Esta es su oportunidad de vivir la vida que quieren y ser la persona que quieren ser!

No se engañen a sí mismas pensando que no pueden estar en buena forma porque de algún modo lastimarían a otros. ¡Simplemente no es verdad!" A pesar de lo que piensan muchas mujeres, sus hombres quieren que estén en forma y sean saludables (si no, ¡están con el hombre equivocado!), y sus hijos quieren que sean personas vibrantes y sanas. Reconocer y aceptar que han estado equivocadas en su manera de pensar será la forma en que conquisten esos sentimientos y que les permitirá vivir de la mejor manera posible.

El poder del cuerpo como armadura

Cuando pesaba cincuenta y cinco libras más de lo que peso ahora, solía hacer muchos chistes sobre tener puesto un traje para gordos. Sentía como si la "yo" más saludable y delgada estuviera allí en algún lugar, pero por muchas estúpidas razones estaba eligiendo aislarla con mi armadura corporal. La armadura corporal es esa capa protectora de almohadilla que nos mantiene amparados del mundo exterior. Cuando te escondes en una armadura corporal por un largo tiempo y después pierdes peso, comienzas a ser más visto y ya no puedes sentirte invisible. A menudo esto genera demasiada presión que no puedes manejar, de modo que encuentras la forma de subir de peso nuevamente para volver a esconderte.

El autosabotaje es también una forma de llenarte y aislarte a ti mismo cuando piensas que estás haciendo demasiado por otra gente. Te enfermas de dar y dar, de modo que comes de más como una forma de echarte atrás para protegerte de las exigencias de otros. A veces piensas que si el mundo espera más de ti, tú le debes al mundo más a cambio, pero no es así. Saber finalmente qué es lo que quieres no significa que debas abandonar tus deseos para atender las demandas de otros. Tú tienes la responsabilidad de sentirte bien contigo mismo para después complacer a las personas que amas.

Sé por experiencia propia que subir de peso puede crear un mundo seguro en el que vivir. Después de haber luchado con otros temas, el mundo del peso se convierte en un lugar conveniente donde uno puede manifestarse. Es más fácil jugar con el ya conocido juguete del temita del cuerpo, que ver todo lo demás en tu vida. Créeme, sé tanto acerca de esas diez, veinte o cincuenta libras con las que puedes andar dando vueltas a expensas de todo el resto de las cosas. Es fácil llenar con comida el tiempo que podrías estar invirtiendo en temas más importantes.

Nos hacemos tropezar a nosotros mismos muchas veces, una y otra vez, porque podemos. *Sabemos* cómo hacerlo. *Conocemos* los resultados que el autosabotaje proporciona. *Sabemos* la conveniente distracción que será para todas las demás cosas que queremos hacer. Hay muchas razones diferentes para el autosabotaje, y después de un tiempo todas se vuelven aburridas. Sin embargo, seguimos utilizándolas.

La sexualidad y la armadura corporal

Revestirse con la armadura corporal puede también estar relacionado con evitar los sentimientos y presiones sexuales que aparecen cuando sientes que puedes finalmente "presentarte" al mundo. Perder peso te puede hacer sentir como una criatura sexual nuevamente y con estos sentimientos viene una cierta cantidad de responsabilidad. El sexo es una de las formas más importantes con que lidias con el mundo. Es peligroso sumar capas a la armadura corporal porque no quieres vértelas con tu ser sexual.

¡Es sorprendente la cantidad de poder sexual que una imagen

positiva de ti mismo puede producir! Te mueves de forma diferente en tu cuerpo. Te sientes en la cima, y sientes que puedes presentarte ante el mundo. Nada te puede detener. Pero con este poder vienen responsabilidades. Al volverte la mejor versión de ti mismo, tu cociente atractivo definitivamente aumentará porque estarás enviando una señal atrayente al resto de la gente. Esta señal positiva es la esencia de lo que llamamos atracción. Y no se trata del tamaño del busto, el color del cabello o la suavidad de tu piel. Se trata de sentirte bien contigo mismo y permitirle al mundo saber que no eres prisionero de pensamientos negativos o de dudas sobre ti mismo.

El poder del autocontrol es muy embriagador, y cuando comienzas a sentir su fuerza podrías pensar, "¡Oh, Dios! ¿Quién dejó salir a esta persona salvaje?" Podrías empezar a ser visto de una manera que te hace sentir incómodo al principio y, por más loco que suene, comenzar a pensar que ahora tendrás que darles a todos todo lo que ellos hayan querido de ti alguna vez. Idealmente, lo que aprendes con el tiempo es cómo usar ese "poder" de la forma correcta para lograr tus objetivos.

Puedes usar este poder sexual recién encontrado como una prenda de ropa fina, pero no es que tengas que compartirla con todo el mundo. No es que te hayas convertido en esta criatura sexy y vibrante y ahora debas complacer al mundo. Además, es presuntuoso pensar que puedes satisfacer las necesidades de todo el mundo. Tienes que pensar que has mejorado tu persona para ti misma y que este poder no es sólo una cuestión de sexualidad; es una fuerza interior que ha nacido en tu ser como resultado de sentirte bien.

Los celos

Los celos son uno de los pecados mortales, y como su malvado pariente, la glotonería, pueden conducirte a la destrucción si se lo permites. Los celos eran un concepto tan desagradable en mi hogar cuando era niña que mi madre no podía ni siquiera decir la palabra. La llamaba "C.E.L." Los celos son un virus insidioso que afecta a todos y a todas las cosas que lo rodean y, muy a menudo, se trata de la *otra* persona. Si, en realidad, *no* eres una persona celosa pero te sorprendes sintiéndote celoso de alguien, generalmente es porque esa persona está celosa de *ti*, y tú estás captando *sus* sentimientos.

La Dra. Ruth Velikovsky Sharon siempre dice que los celos, el afán de venganza y la falta de resistencia van de la mano. Llamo a estas tres cualidades el Trío no sagrado. Si conoces a alguien que es celoso, las personas celosas son por lo general vengativas, y su falta de resistencia significa que tienen dificultad para superar cualquier pequeña herida o desprecio. Piénsalo. Todos conocemos a personas que tienden a tomarse todo como una cuestión personal. (Como decía la comediante Judy Toll, "Soy el pedazo de m****a más grande alrededor del cual gira el mundo entero".) Estas mismas personas generalmente piensan que todo el mundo está hablando de ellas a sus espaldas o deseando secretamente que fracasen. Esta clase de gente ayudará a destruir tus buenas intenciones. Es importante reconocer qué se proponen y relacionarse con ellos de una manera honesta. Si son miembros de la familia, es aun más importante comprenderlos y proteger tu psiquis del deseo de venganza punzante y su deseo secreto de que *tú* seas el o la que falle. ¿Cuándo se detendrá la gente celosa? La respuesta es nunca. Esa es la razón por la cual una de las cosas más importantes para aprender sobre el autosabotaje es que depende de ti mismo. Nadie puede lastimarte de la forma en que tú puedes lastimarte. No puedes culpar a otros por tus fracasos; no puedes siquiera culpar a tu comida. Sólo puedes reconocer que alcanzarás el éxito si puedes superar tu necesidad de fracaso. Una vez que te has convertido en una persona segura, fuerte, los que te critican deslealmente se volverán aduladores (y entonces tendrás que protegerte a ti mismo de una nueva cantidad de problemas, tales como que ¡ellos traten de *ser* tú!).

Sé por experiencia que cuando una persona no puede oír ningún tipo de críticas sin desintegrarse, generalmente es porque sus padres prodigaron tanto elogio y atención sobre ellos cuando eran niños que sólo tenían que respirar para lograr elogios. Y ahora esperan que el resto del mundo los trate de ese modo. Desafortunadamente para ellos, el resto del mundo no tiene tiempo para semejante tontería, y a ellos les resulta difícil lidiar con su propia falta de poder. Nunca desarrollaron las habilidades correctas para superar dificultades o tolerancia para la frustración, entonces se vienen abajo. Y ellos generalmente recuerdan a sus padres de forma negativa porque nada les era suficiente. Los padres envejecen e inevitablemente pierden la habilidad de cobijar a sus niños, pero estos mocosos ya crecidos no maduran necesariamente, y su resentimiento hacia sus padres ya viejos puede intensificarse cuando se encuentran solos en el mundo sin las habilidades que se necesitan para sobrevivir.

Tiene que haber un equilibrio. Sin equilibrio tu vida puede mecerse de un extremo de autogratificación a un extremo de autonegación, y ¿qué hay de divertido en eso? Cuando te das cuenta de que cuidarte no es autogratificarte sino más bien el impulso necesario para sobrevivir y autorealizarse, entonces puedes encontrar el equilibrio tan necesario para producir una calidad de vida más alta.

Los celos también pueden ir en otras direcciones. Una mujer que conozco, que es una excelente pastelera, me sorprende cada vez que estamos en su casa por lo grasosa que es la comida que prepara. La última vez que estuvimos allí, no podía servir sólo un postre; ¡había veinticinco pasteles cargados de azúcar y lácteos! Invitó a mis chicos a que comieran algunos y ellos, por supuesto, se sintieron mal al día siguiente. (¡Un aplauso para los paladares saludables!) Pero lo que realmente noté, mientras miraba fotos familiares, es que su hija, que es hermosa pero pesa 300 libras, no era obesa de niña. Puedes ver los cambios graduales en la hija (que luce exactamente igual al padre) en las fotos a lo largo de los años. Definitivamente tienes la sensación de que la madre, que es naturalmente delgada, puede haber estado celosa de su niñita y probablemente la alimentó con cosas dulces sin parar. Podías ver las fotos y los postres y los platos de dulces por toda la casa, y la mamá y la hija y el papá, y allí estaba —¡el cuadro completo!

Las madres y las hijas y los temas del cuerpo están siempre muy conectados, y no se detiene en la comida. Nuestro padre, por supuesto, es el primer hombre en nuestras vidas, y la forma en que nos relacionamos con él, o la forma en que vemos a nuestros padres relacionarse uno con el otro, le da forma a nuestras relaciones con los hombres más adelante. Pienso que es muy importante para los padres no interponerse entre las madres y las hijas, del mismo modo que es importante que las madres no se interpongan entre los padres y los hijos. Es difícil, lo sé, porque como mujeres siempre vemos el cuadro completo y queremos supervisar (¡¡¡meeteer las narices!!) los asuntos de las otras personas —¡*especialmente* los de nuestros esposos o compañeros!

El autosabotaje y el SPM

En la mitología griega, Diana era la diosa de la luna. Se decía que Diana cazaba todas las noches, pero una vez al mes estaba forzada a deponer su arco y rendirse a la maldición de la femineidad. Ahora sabemos que los períodos menstruales no son una maldición sino una bendición para limpiar nuestros cuerpos y prepararlos para el

próximo mes. Pero la forma en que manejamos el síndrome pre-
menstrual (SPM) y nuestro ciclo como tal puede decirnos mucho
acerca de nosotras mismas. Si le permitimos al ciclo menstrual
mensual robarnos preciosos días cada mes, entonces nos estamos
permitiendo a nosotras mismas ser víctimas. Si usamos nuestro ciclo como excusa para castigar a nuestros cuerpos (¡o a nuestros seres queridos!), entonces nos estamos comportando peor que esas
culturas antiguas que forzaban a las mujeres a abandonar sus casas
durante ese período del mes. Es relativamente fácil evitar el autosabotaje cuando las cosas van bien; la prueba real es cuando las cosas *no* son perfectas, cuando *no* nos estamos sintiendo bien con
nosotras mismas.

Cada mes nos enfrentamos a cambios hormonales que nos des-
componen, especialmente si comemos mucha carne, azúcar y productos lácteos o si nos rendimos ante los antojos por dulces. Antes
de encontrar una forma más saludable de comer, solía sufrir con los
peores síntomas del SPM. Los cambios en mi cuerpo y conducta
todos los meses eran tan pronunciados que los que me rodeaban
sabían cuándo estaba a punto de comenzar mi ciclo. Ciertamente,
los escritores de *Taxi*, usaron mis historias de SPM como base para
un episodio sobre el tema, pero le dieron la "condición" al personaje de Carol Kane en lugar de al mío. (SPM era divertido en
Simka, ¡pero asustaba en Elaine!)

Nos hemos acostumbrado tanto a que nuestros cuerpos estén
destrozados durante los SPM y nuestros períodos, que a veces ni
siquiera comer demasiado nos inmuta. Reconocemos el flujo y re-
flujo de cómo nos sentimos a lo largo del mes, de modo que aun si
estamos incómodas, no cambiamos nuestros patrones. Cuando
queremos seguir comiendo, nos permitimos dejar pasar la sensación de hinchazón para seguir adelante. Y a veces la falta de incomodidad al llenarnos la boca no tiene nada que ver con el SPM. La
gente se acostumbra tanto a la sensación de tener que aflojarse sus

pantalones después de comer que no piensa realmente que ha comido, ¡a menos que estén incómodos!

Es como llenar una máquina de lavar y después pensar, "¡Qué diablos, puedo meter algunas toallas más ahí!"

O al menos algunas medias.

Y una camiseta o dos.

¡Y un calzón!

¿Cómo salirte con la tuya?

A veces nos saboteamos a nosotros mismos porque queremos ver cómo podemos salirnos con la nuestra. Nos volvemos furtivos, especialmente cuando estamos solos, y pensamos que no cuenta. Después de haber estado en un programa durante un tiempo, empezamos a lucir bien y la gente queda impresionada, y pensamos que sabemos cómo vestirnos y salirnos con la nuestra. Nos ponemos arrogantes porque sentimos que ya hemos hecho suficiente trabajo, y ahora podemos tomar el control del timón. Ya no queremos ser diligentes porque es aburrido —y estamos delgados ahora, ¿no? Queremos simular que somos como la gente que nunca tuvo un problema de peso o luchó contra la glotonería, pero adivina qué —¡no lo somos!

Darme cuenta de esto en verdad me abrió los ojos. Sería más fácil para mí volver a las 174 libras, mi peso más alto, que para alguien que nunca ha pesado eso. No tengo deseos de volver a mis viejas formas de comer, por la forma en que me sentía en ese entonces y por lo infeliz que me hacía y porque el sabor de esa comida ya no me atrae más. Pero si tuviera que volver a comer de ese modo, llegaría a ese peso más alto en un corto tiempo. Créeme, ¡podría ser una Bridget Jones más rápido que Renée Zellweger!

Recuerdo una vez años atrás en que estaba realmente emocionada de ir a un nuevo club de comedia. Unos amigos míos estaban actuando allí y yo quería causar una buena impresión. Me había mudado a Los Angeles pocos meses antes y estaba haciendo las rondas usuales de audiciones por las que toda actriz pasa cuando llega a Hollywood. Había estado batallando con mi peso y estaba todavía en plan de perder o ganar de diez a quince libras en una semana con alguna dieta estúpida. Recurrí a mis jeans apretados primero, pensando que de todos modos la mayor parte de mi peso generalmente la llevo en la parte superior de mi cuerpo, de modo que una camisa grande y pantalones ajustados podrían funcionar esa noche. Pero mis jeans apretados ¡no pudieron pasar más allá de mis rodillas! Decidí comprarme una balanza el mismísimo día siguiente porque, obviamente, había subido de peso sin siquiera haberme dado cuenta.

Me probé par de jeans tras par de jeans y finalmente pude apretujar mis caderas en mis jeans anchos, pero incluso esos me quedaban apretados (como un carnicero haciendo salchichas). Recuerdo que me tendí en la cama, tratando de subir la cremallera —y la cremallera se rompió. Llorando de frustración, me prometí a mí misma que me ocuparía de mi peso, dado que seriamente quería ser actriz. Encontré dos alfileres de gancho enormes para sostener mis pantalones (dándome una pulgada y media extra en la cintura, gracias a Dios).

De modo que ya tenía la parte de abajo de mi atuendo resuelta. Ahora era cuestión de encontrar una parte de arriba que cubriera no sólo el alfiler de gancho sino también el rollo de carne que colgaba sobre él. Por supuesto, iba a ponerme el par de zapatos más alto que pudiera encontrar para verme alta e iba a llevar una gran cartera para poner sobre mi regazo en el club y así poder ocultar la gordura. El club de comedia seguramente iba a estar oscuro, de modo que elegí un sweater oscuro para que cubriera mis pantalones y una chaqueta oscura sobre eso, ¡y estaba lista para salir!

Me puse maquillaje y mucho rubor para simular los huesos de las mejillas (en realidad usaba sombra de ojos color marrón para marcar el contorno de los pómulos), y me arreglé el cabello mitad recogido y mitad suelto para lograr un look más delgado, se me veía en verdad mucho más delgada de lo que merecía lucir esa noche.

De modo que, ¿qué hice?

Llegué al club e inmediatamente ordené costillitas, anillos de cebolla, ensalada con aderezo de queso roquefort y, por supuesto, una bebida dulce con azúcar (mi favorita en esos días era una ginebra gasificada de endrina) para tirar todo por la borda. ¿Por qué no? Había logrado solucionar con éxito (¿?) el problema una noche más y sentía que podía celebrar.

Me río ahora cuando recuerdo cuánto trataba todo el tiempo de zafar de la situación en esos días previos a estar en buena forma. Solía torturarme a mí misma al prepararme para un evento, una cita o simplemente para salir con amigos al tratar de conseguir el traje que más delgada me hiciera. Y las noches en que podía salirme con la mía, ¿cómo me recompensaba? En vez de comer como la persona delgada y saludable que deseaba ser, comía como la persona con sobrepeso que en realidad era.

Miedo al éxito (¡ese horrible miedo otra vez!)

A veces te autosaboteas porque (y esto era importante para mí) tienes esta visión de cómo serás cuando seas delgado y cuando te acercas a la meta real, no se parece en nada a la forma en que pensaste que sería. No todo se acomoda de la forma en que pensaste que lo harías. No consigues ni el trabajo perfecto ni el novio perfecto ni la vida perfecta. Es como si dieras una fiesta y no viniera nadie. Te asustas porque entonces debes comenzar el verdadero trabajo. Estás forzado a ver una razón diferente a la de tu peso para justificar por qué tu vida no está resultando de la forma en que pensaste que resultaría. Y cuando eso es demasiado doloroso, comienzas a apilar libras otra vez para tener una excusa "segura" que tú crees puedes "controlar." Entonces, comienza de nuevo el ciclo.

Es importante reconocer que el éxito no se mide con la balanza en el baño, sino con la imagen que tienes de ti mismo. Si te sientes bien contigo mismo, entonces eres exitoso. Del mismo modo en que la anorexia es una forma de odio a uno mismo, comer en exceso también lo es. Cuando te pones más fuerte y tu imagen mejora, también lo hace tu vida. En ese momento estás listo para lograr las cosas con las que sólo has estado soñando. En este sentido, el control de ti mismo y la alimentación saludable son un medio de encontrar equilibrio y felicidad; ¡una cintura más delgada es sólo un beneficio colateral!

El autosabotaje y el control

Como actriz, siempre me protegía contra el golpe de una mala audición o entrevista con mi pequeña bolsa de golosinas esperándome en el auto. Generalmente, eran castañas saladas o o una mezcla de nueces, algo empalagoso con caramelo o mantequilla de maní, y una linda bebida carbonatada dulce como una gaseosa de frutilla. (¡Uy, qué tiempos aquellos!)

Una vez, me llamaron para una reunión con un grupo de importantes cineastas que estaban haciendo una audición para el papel protagonico femenino de una película cuyo protagonista masculino era un actor que había sido nominado al Oscar. En otras palabras, estaba muy interesada y yo quería dar lo mejor de mí. Me llevó horas prepararme, especialmente porque era inmediatamente después de las vacaciones y yo había aumentado mis consabidas siete a diez libras. Pero no estaba preocupada porque para ese momento ya no sólo sabía resaltar los huesos de las mejillas sino que también sabía cómo vestirme para lucir más delgada de lo que era y caminar como una bailarina (a pesar de que la forma en que me sentía por dentro era más *Fantasía* que *Lago de los Cisnes*).

Mientras entraba al salón en que tendría lugar la reunión, me topé de frente no sólo con un reconocido director y con pesos pesados de la industria del cine sino también con ¡una fotografía *mía* en la cartelera! La foto era de una sesión fotográfica profesional glamorosa que había hecho después de semanas de privaciones y para la que había sido preparada por un equipo de estilistas, maquilladores y vestuaristas. En otras palabras, yo era el *antes* y mi fotografía era el *después*.

Me paralicé sintiéndome consciente de mí misma, y apenas hablamos en el transcurso de la reunión. ¡No había forma (en mi cabeza, al menos) de estar a la altura de esa maldita muchacha de la foto! Dejé el salón, entré en una tienda convenientemente ubicada al lado, me cargué de cosas para comer, me llevé dos botellas de champagne, llamé a mi mejor amiga y le dije, "Nos vamos a insensibilizar esta noche". (Decía eso mucho en esos días.)

Comimos como cerdas mis provisiones e incluso ordenamos comida china para ahogar las penas. Me sentía terrible al día siguiente, por supuesto, pero al menos me sentía mal por algo que *yo* había controlado, y no algo que *ellos* habían controlado.

Estoy contando esta historia porque es un ejemplo no sólo de sabotaje a uno mismo y control, sino también de temor a estar a la altura de una imagen. Oh sí, y también falta de percepción, porque al día siguiente, en plena resaca, cansada e hinchada, ¡me llamaron y me dijeron que había conseguido el papel!

Falta de imaginación

También puedes autosabotearte a través de la falta de imaginación. Puede ser que no veas un estado de salud deseado como un objetivo a largo plazo o que consideres la idea de tener una relación totalmente nueva con la comida. Es fácil pensar, "Bien, he sido aplicado y ha rendido sus frutos, y ahora quiero regresar a los días en que no tenía que pensar e iba en piloto automático". En lugar de imaginar tu futuro saludable, estás viendo tu dieta como de corto alcance de modo que cuando piensas que has hecho algún progreso, puedes fácilmente volver a tus viejos hábitos.

Explosión: aburrido, solo, enojado, hambriento o cansado

En *The 30-Day Total Health Makeover*, escribí sobre la sigla S-A-L-T (que en español significa sal) por Starving (hambriento), Angry (enojado), Lonely (solo) y Tired (cansado), los disparadores comunes del comer emocional. Para este libro he utilizado B-L-A-S-T (que en español significa explosión), porque ahora he agregado Bored (aburrido). El aburrimiento es uno de los primeros catalizadores para el sabotaje a uno mismo, porque cuando tienes demasiado tiempo en tus manos, tu mente tiende a vagar, y le resulta difícil concentrarse en lo que es importante. Como resultado, te permites que cualquier cosa y todas las cosas —publicidad en la televisión, vidrieras de negocios, las meriendas de otras personas— se vuelvan una atracción visual. Pero entérate de esto: *El comer mecánico establece el metrónomo para una vida que de otro modo no tendría ritmo*. El problema con comer por aburrimiento es el mismo de comer por soledad. Ninguna cantidad de comida puede llenar el vacío. No se trata de la comida; se trata de la persona. Y como mi mamá siempre decía cuando alguno de nosotros que éramos seis niños nos quejábamos de estar aburridos, "¡Si estás aburrido, eres aburrido!"

Cómo resolver el autosabotaje

Tratar de escapar del sabotaje a uno mismo nunca es fácil. Tienes que aprender a, aun antes de que empiece, darte una orden y decir, "¡No!" Si a tus padres les resultaba difícil decirte no cuando eras un niño, puede ser que a ti te resulte duro decirte no a ti mismo como adulto. Tienes que decirte, "Voy a detener esta conducta destructiva AHORA". Aprende a tomar cartas en el asunto y ser un buen padre para tu caprichoso niño interno. Puedes hacer algo tan simple como tirar a la basura tu comida saboteadora favorita o ponerla en bolsas de plástico y esconderla en algún lugar de modo que implique estar plenamente consciente de que estás yendo por ella. Date un regaño y aléjate de la provocación mientras haces otra cosa por un rato. Si no puedes salir a caminar o subirte a la máquina de ejercicio para caminar, encuentra un lugar al que te puedas retirar que no esté relacionado con la comida. Tu baño, vestidor, garaje, o la habitación de los chicos son algunas opciones.

Para detener un comportamiento destructivo antes de que comience, tienes que ponerte en acción y a veces eso significa no tomar siquiera ese primer bocado. Puede ser tu culpa que tomes esa primera galleta o dulce, pero una vez que la comes, esa comida tiene su propia agenda. Es lógico que no quieras parar una vez que has empezado. El azúcar, la harina blanca, los alimentos procesados e incluso los productos lácteos te hacen sentir más y más antojo de ellos una vez los has probado. Comienza a ingerir azúcar, comida blanca, y se acaba todo. Por otro lado, es más difícil comer en exceso comida natural. Comer una libra de caramelos es fácil, pero comer una libra de dátiles no lo es.

Haz una lista de tus razones particulares para sabotearte. Imprímela y estúdiala. Haz lo que sea necesario para incorporarla a tu cerebro. Y no olvides que a medida que te vuelves más saludable, comienzas a sentir una sensación de equilibrio en tu cuerpo y en tu cerebro, ayudándote a metabolizar tu recién hallada salud.

He hablado mucho sobre el autosabotaje en los libros que he escrito y en las charlas en línea que he dado porque yo estuve en la montaña rusa del autosabotaje por muchos años. Lo que finalmente me hizo saltar fuera de ella no fue una sola cosa, sino una combinación de factores. Si tuviera que seleccionar sólo una razón, sin embargo, tendría que decir que después de convertirme en una estudiante de salud y de aprender tanto acerca del poder de la comida, comencé a sentir que mis formas de sabotearme a mí misma eran muy egoístas. Sabía que era capaz de enseñarles a otros lo que yo había aprendido y de hacer mucho más en mi vida. Lo único que me detenía era mantener el peso extra que no me permitía hacer la "presentación" que quería hacer al mundo. Sabía que si podía tomar control de la situación y dejar de ser tan egoísta en mi propio ciclo de aumento y pérdida de peso, podría compartir con otros la información que había estado reuniendo pero que me estaba negando, *aun a mí misma*.

Es divertido para mí ahora, porque después de comer de la forma en que he estado comiendo por más de veinticinco años, puedo tomar cualquier plato y saber cómo me hará sentir. Sé, aun antes de probar algo, cómo reaccionará mi cuerpo. Cuanto más sano comes, mejor llegas a conocer tu cuerpo. Realmente tienes que aprender a evaluar cada situación. Esto implica escuchar a tu cuerpo. Implica experimentar. Implica probar diferentes cosas. Pero por sobre todo, implica perseverar.

Realmente hay que tomar un día a la vez, hasta que esta rutina se convierte en parte de ti. Cualquiera, y muchas, de la excusas para sabotearte a ti mismo pueden levantar la cabeza en cualquier momento. Si estás de ánimo para el autosabotaje, no te preocupan las consecuencias, y si lo haces con suficiente frecuencia, verás las consecuencias. Si lo haces solamente una vez cada tanto, sin embargo, y realmente sientes el "aguijón" de esas consecuencias, te sabotearás con mucha menos frecuencia.

Es como ser alcohólico. A veces tienes que tocar fondo antes de poder curarte.

Yo sé qué el sabotaje a uno mismo es un tema caliente para todos. Más importante aun, sé cuán difícil es mantenerse lo suficientemente saludable, mentalmente sano y dedicado para comer bien, hacer ejercicio todos los días, beber mucha agua, dormir lo suficiente... ¡bla, bla, bla! Quiero decir, ¡aun el cepillado de la piel —liberarte de la piel muerta en tu cuerpo— por dos mínimos minutos por día requiere compromiso! (Ver la página 88 para más información sobre el cepillado de la piel —tiene beneficios sorprendentemente saludables.)

Nada de esto es fácil.

Llegar a ser saludable puede ser difícil, especialmente al principio, pero cada duro paso del viaje vale la pena. Pero como todo lo demás en la vida, para ser exitoso, debes sustituir lo malo por lo bueno. En cada paso del camino tienes que enamorarte de algo *más grande* que lo que está delante de ti.

La gente siempre me pregunta qué hice para dejar de sabotearme a mí misma, y lo que puedo decirte es esto: me enamoré. Me enamoré de la información. Me enamoré de mi propio poder. Me enamoré de la sensación de ser superior a mis antojos. Me enamoré del control que tenía sobre mi cuerpo y mi mente. Me enamoré de mi habilidad de compartir lo que sabía con otros. Y, en un momento de cordura, me enamoré de una manzana en lugar de una rosquilla. Me enamoré de la forma en que *todo* en mí estaba cambiando, día a día, lentamente pero con firmeza, cuanto más y más vivía una vida saludable. Lo más importante, me enamoré de la habilidad de discernir con una sola mirada qué es *lo mejor* que se puede hacer en una situación dada.

No me sucedió de la noche a la mañana, pero sucedió.

Ahora, eso no quiere decir que no tenga una comida desenfrenada, loca, festiva e indulgente de vez en cuando. Tampoco significa que no tenga todos los sentimientos que he mencionado en este capítulo. Pero he aprendido, con el tiempo, a vencer (al menos la mayor parte del tiempo) cada campo minado potencialmente dañino y el autosabotaje, con reflexión y buen sentido.

Puedes llegar a pensar que hay alguna otra píldora mágica, pero no.

Y puedo decirte esto: Hasta que *tú* decidas hacer algo más grande y más importante y más especial y más satisfactorio que comer en exceso, darte todos los gustos y tener "súper pataletas", *nunca* tendrás lo que quieres en la vida.

La comida fue siempre una gran parte de mi vida. Era el centro de todas las cosas. Los buenos momentos significaban comida, y los malos momentos significaban comida. Usaba la comida por todas las razones además de la nutrición. La usaba para alegrarme, la usaba para ensordecerme, la usaba como droga y a menudo en sobredosis, la usaba para recompensarme, la usaba para castigarme, la usaba para sentirme acompañada y la usaba para escapar. Lo que aprendí en la clase de autosabotaje, más que nada, es que sí, la comida es poderosa, pero en formas que no conocía. Es poderosa en todas las maneras correctas.

—LAURE LOVELACE, Pennsylvania,
Miembro de Marilu.com

¡Conclusión!

- No puedes moverte hacia delante en el tablero del juego si estás constantemente atascado en el mismo lugar.
- Podemos convertir nuestros impulsos negativos en positivos.
- Puedes estar reaccionado a un disparador emocional más que al hambre real.
- Cuando nos saboteamos a nosotros mismos, hacemos una regresión a ese pequeño niño que llevamos dentro, pero ahora estamos representando su versión adulta.
- El autosabotaje es una forma de manifestarse. Como un niño malcriado, tu mocoso interior siente que mereces todo sin consecuencias.
- La gente a menudo come en exceso como una forma de protegerse a sí misma de las exigencias de otros.
- Tener sobrepeso puede convertirse en un mundo "emocional" seguro en el que vivir.
- A menudo usamos el peso extra como una armadura corporal para evitar tener que manejar nuestro ser sexual.
- El éxito estará asegurado si puedes sobreponerte a tu necesidad de fracaso.
- A veces nos autosaboteamos porque queremos ver si podemos salirnos con la nuestra.
- Para detener los hábitos destructivos, tienes que comprometerte a ponerte en acción.
- A veces tienes que tocar fondo antes de poder curarte a ti mismo.
- Tienes que enamorarte de algo más grande que tus antojos.

Tres

APRENDE A AMAR LA COMIDA
QUE TE AMA —DETOX 101

Me han sucedido muchas cosas en los últimos diez años desde que comencé a escribir libros sobre salud, nutrición y estilo de vida. Mis chicos han dejado de ser bebés para convertirse en adolescentes. Mi carrera me ha llevado en muchas direcciones diferentes y a muchos lugares diferentes. Y finalmente, después de un divorcio amistoso del padre de mis hijos, me reconecté con un viejo amigo de la universidad que resultó ser el amor de mi vida… de modo que ¡me casé con él!

Pueden haber pasado diez años desde que escribí *Marilu Henner's Total Health Makeover*, pero para ser honesta, no siento que tenga diez años más de edad. ¡A veces siento que no he envejecido para nada! Me siento igual que como me sentía una década atrás, o incluso mejor. Escribir éste, mi octavo libro sobre salud, estar en forma y llevar un buen estilo de vida, me dio la posibilidad de contar aquello que encuentro más emocionante entre las cosas que he descubierto en esta década —que uno puede desacelerar, o incluso revertir, el proceso de envejecimiento utilizando los mismos principios de salud que describí en mi primer libro.

Ha habido un gran movimiento hacia la vida saludable en este país durante los últimos diez años. Estamos tratando de ser más cuidadosos con lo que comemos, lo que bebemos, el lugar donde trabajamos y cómo nuestras familias se exponen a las toxinas ambientales. Lo que yo llamo "preparando tu entorno para ganar" debería también incluir, ahora más que nunca, "¡limpia tu entorno *interno* y desintoxica tu cuerpo!"

El movimiento por mejorar la salud en general ha cambiado la forma en que la gente habla sobre la comida y los estilos de vida. La actual explosión de los negocios y productos que satisfacen al consumidor saludable significa que no tenemos que hablar de sacrificio cuando hablamos de cambiar nuestros hábitos alimenticios. Ahora hay una plétora de alimentos saludables disponibles en los almacenes —para no mencionar las hierbas, suplementos vitamínicos champú y productos de limpieza saludables— y esto crea la necesidad de mayor información para hacer mejores elecciones. Sé a partir de dar mis clases en Marilu.com cuán importante es compartir conocimientos con tanta gente como sea posible. No hay razón por la cual la mayoría de la gente no pueda tener un cuerpo saludable cuando llega a sus setenta u ochenta años, y ¡ése debería ser nuestro objetivo!

Obviamente, nadie puede regresar de los cincuenta y cinco a los cuarenta y cinco. Pero ciertamente uno puede ir de ser una persona hinchada y contaminada de cuarenta a ser una persona delgada y saludable de cincuenta años. O uno puede pasar de ser un adolescente gordo a ser un adulto joven elegante, o de un postparto con sobrepeso a una maternidad saludable y vibrante.

Pero, ¿cómo lo haces?

En los últimos diez años, he visto a la industria de la salud crecer exponencialmente. Todo aquello de lo que hablé en *Total Health*

Makeover se ha vuelto corriente. Desde ese primer libro, he visto oleada tras oleada de dietas pasajeras estrellarse y desaparecer y, al mismo tiempo, un movimiento inexorable hacia los alimentos integrales y un estilo de vida verdaderamente saludable. Pero he visto algo más, también. He visto una explosión de enfermedades crónicas y cáncer. He visto las tasas de obesidad trepar a más del 30 por ciento y a los seguros médicos pagar más por enfermedades que por prevención. Incluso la gente que compra exclusivamente en negocios de comida saludable puede estar mal alimentada. Cuidar nuestro cuerpo controlando lo que ingresa a él y sacándole lo que es dañino, *debería* ser tarea para tontos. Poca gente hace eso hoy, pero te puedo decir que aquellos que lo hacen logran niveles de salud destacables a cualquier edad.

¡Cambia tu paladar, cambia tu vida!

¿Es eso siquiera posible? ¿Podemos realmente desarrollar un deseo y una pasión por algo además de las comidas endulzadas, saladas y grasosas? ¡La respuesta es un rotundo *sí*! No sólo es posible; es obligatorio. Lo que más me encantaría que sacaras de este libro —la lección más importante que he aprendido en mis treinta años de estudiar la comida y la salud— es esto:

> **Para conseguir el cuerpo sano y en forma que siempre has querido, no tienes que medir, pesar o contar las calorías, las grasas, los gramos, los carbohidratos o puntos de la misma comida vieja, mala, rápida, chatarra y de porquería.**

No importa cómo la rebanes, o cómo la llames, sigue siendo la misma mala comida que no ama a tu cuerpo. Es la misma vieja comida que te sigue haciendo sentir cansado, gordo, lleno, deprimido o todas esas cosas juntas. Aprender a amar la comida que te ama es lo fundamental y lo que *debes* hacer si quieres llegar a ser una persona saludable.

Los seres humanos son parte de este planeta que ha sustentado vida por mucho más de un billón de años. Tenemos acceso a una dieta natural que, si se sigue, tendrá por resultado un cuerpo saludable y fuerte. El problema es que, para la mayoría de la gente, los alimentos "más sabrosos" son generalmente los que más engordan y los *menos* saludables. Esto está basado en la percepción con la que creció la mayor parte de nosotros después de años de comer comidas rápidas y otros alimentos chatarra, unidos a décadas de publicidad agresiva a favor de ambos.

Mucha gente habla acerca de ser adictos a los postres y las comidas grasosas y a los sabores extremos de sal y azúcar. Nos guste o no, hemos sido programados para amar la comida chatarra. Nuestros paladares han sido destrozados por años de sabores extremos, tanto que muchos de nosotros podemos saborear sólo los alimentos realmente salados o realmente dulces. Los sabores simples de los alimentos reales les resultan sosos a nuestros paladares desensibilizados. Le damos a todo un sabor exagerado y la industria de la alimentación está simplemente feliz de ayudarnos a satisfacer nuestra adicción a los sabores extremos. Nuestras papilas gustativas son manipuladas por algunos de los laboratorios químicos más sofisticados del mundo. La motivación para estas compañías de alimentos no es nutrir nuestro cuerpo, sino conseguir que compremos sus productos llenos de químicos, una y otra vez. Como dice el comercial, "¡Te apuesto que no puedes comer sólo uno!"

He aprendido a lo largo de los años, de todos modos, que la percepción puede cambiar, y tu paladar *puede* ser reprogramado. Piensa en cuántos fumadores han dicho que aman el gusto de sus cigarrillos y, sin embargo, a los mismos fumadores a menudo les dan asco los cigarrillos al cabo de un año después de dejar de fumar. Hace tiempo yo amaba el queso y la carne roja. Los dos me causan repulsión ahora. Es difícil, pero realmente tienes que cambiar tu dieta y apegarte a ese cambio por un período de tiempo que es más largo de lo que la mayoría de la gente está dispuesta a intentar. Cuánto tiempo lleva realmente depende de cuán adicto seas a un determinado alimento y, más importante, cuán decidido estás a ajustar tus papilas gustativas. (Por ejemplo, me llevó menos de tres semanas renunciar a la carne roja, pero más de tres meses renunciar a los lácteos.) Una vez que llegas allí, tu paladar y percepción cambian, pero no siempre es un cambio fácil. Tienes que hacerlo día a día. Sé por mi propia experiencia, de todos modos, que puede suceder y sucederá.

Aprender a amar la comida que te ama simplemente requiere que escuches a tu cuerpo y uses tu mente para elegir de entre la propaganda, la comida que nutrirá tu cuerpo, mente y alma. Una buena forma de comenzar es comiendo tus frutas y verduras favoritas. No te limites a sólo una; siéntete libre de comer cinco o diez. Realmente concéntrate y *saborea* cada bocado. Experimenta y aprecia todas las sutilezas de cada clase que elijas. A menudo me sorprenden las deliciosas complejidades de algo tan simple como una pera jugosa o un mango dulce. Y el brócoli perfectamente cocido al vapor puede realmente ser emocionante si simplemente le das una oportunidad. Probablemente estés pensando, "¡Esta chica necesita salir más!" Todo lo contrario. Porque como un montón de frutas y verduras, tengo la energía para vivir una vida mucho más activa que la que tendría si comiera una dieta pesada basada en proteína animal.

Libérate de los ladrones de la salud

Los ladrones de la salud son "los que te restan" cuando se trata de tu cuerpo, no los que te dan. ¿Por qué comer comida chatarra y comida rápida si te quitan toda la vitalidad? Como he descripto en mis libros *Total Health Makeover*, los grandes ladrones de la salud son los alimentos procesados, la cafeína, el azúcar, la carne roja, los productos lácteos, el alcohol y el cigarrillo. La mayoría de los alimentos procesados incluyen azúcar, jarabe de maíz alto en fructuosa, carnes rojas, productos lácteos y casi todo lo que incluye cafeína. El azúcar que consumimos no es para nada natural. El azúcar granulada está llena de químicos y blanqueada en huesos de vaca para darle ese color blanco. Todos los nutrientes desaparecen en el proceso de blanqueamiento, dejando sólo las calorías puras de las moléculas que generan grasas. La carne roja es producida en establecimientos de engorde industriales, donde a los animales se los fuerza a comer granos alterados químicamente e incluso los restos de vacas y otros animales. Están cargados de la hormona de crecimiento humano (HGH, por Human Growth Hormone) y antibióticos. Se los tiene en condiciones inmundas. Cuando son carneados, son traumatizados a tal punto que su carne está llena de adrenalina. Los lácteos también son producidos a nivel industrial, con vacas amontonadas en pequeños corrales, amarradas a sus comederos y alimentadas a la fuerza, comiendo una combinación de alimentos y medicamentos diseñados por la ingeniería genética.

Si es verdad que eres lo que comes, ¿en qué piensas que nos convertimos cuando comemos estos ladrones de salud?

Los alimentos que nos dan vida son los alimentos que están más cerca de los seres vivos. Muchos naturalistas dirían que las semillas y los brotes contienen el germen de la vida, y por esa razón, las semillas y los brotes son algunos de los alimentos más saludables para comer. Una parte de nuestra dieta debería consistir en alimentos crudos, tales como frutas y verduras, para complementar los alimentos cocidos. Aprender a valorar la simplicidad y la bondad inherente de los alimentos que llegan a nosotros puros de la naturaleza es un gran paso hacia enamorarse de la comida que te ama.

Eliminar a los ladrones de salud es maravilloso, pero el proceso de desintoxicación por el que pasarás a medida que los eliminas puede causarte una crisis de sanación. No es nada más que tu cuerpo despojándose de toxinas, lo que puede manifestarse con cansancio, sarpullidos en la piel, mucosidad en la nariz, o dolor de cabeza. Físicamente, lleva aproximadamente cuatro días liberarse de las ansias por esos alimentos. Emocionalmente, puede llevar mucho más tiempo. Por lo tanto, es útil decidir si eres un pavo… ¡o un destetado! ¿Deberías renunciar a tus ladrones de salud de una sola vez o apartarte de ellos lentamente? Hay dos tipos diferentes de personas; debes decidir de qué tipo eres tú. Un pavo es un tipo que toma una resolución y encuentra la fortaleza para mantenerse firme en su objetivo: es "todo o nada". Un destetado prefiere aferrarse a su pasado un poquito más hasta que encuentre la fortaleza para dar otro pequeño pasito de bebé. ¡Lo que haga falta para mantener tu barco a flote! Una vez que decidas si eres un pavo o un destetado, debes entonces decidir si renunciarás a todos los malos alimentos de una sola vez o si los eliminarás de uno en uno. ¿Deberías eliminar primero la carne roja, después los lácteos, después el azúcar? ¿O deberías simplemente ir por todo de una sola vez? La mayoría de los pavos querrá dejar de comer uno o renunciar a todos, de una sola vez. La mayoría de los destetados querrá ir disminuyendo de a poco, eliminando un poquito de un ladrón de salud a la vez y luego avanzar hacia el próximo desafío. Yo era definitivamente un pavo cuando por primera vez comencé a seguir una dieta saludable porque me gusta ver qué le pasa al cuerpo después de que has dejado completamente de comer un alimento.

Ya sea un pavo o un destetado, la clave para tu éxito al eliminar los malos alimentos es reemplazarlos con buenos alimentos a medida que avanzas. Las verduras y frutas frescas, los granos integrales, las legumbres y la mayoría de los peces no necesitan una lista de ingredientes porque son lo que son y pueden comerse enteros y sin procesar. Cuando eliges alimentos procesados (como el cereal), asegúrate de leer la etiqueta de ingredientes y asegúrate que puedes pronunciar todo lo que hay allí. (Como siempre les digo a mis chicos, "¡Si no lo puedes leer, no lo puedes comer!") Los alimentos saludables necesitan ser preparados; el ritual de preparación puede ayudar a allanar el camino hacia la desintoxicación. Las verduras deberían ser lavadas para eliminar cualquier químico, y los licuados llevan tiempo y amor para prepararlos adecuadamente. Esta actividad ayuda en el proceso de limpieza.

Cuando dejas la cafeína por primera vez, puedes llegar a sentir un dolor de cabeza que generalmente dura aproximadamente cuatro días. La mayoría de la gente que renuncia a la cafeína puede decir cuándo necesita su próxima taza de café porque su jaqueca empieza a aproximadamente a esa hora del día. Cuando dejas de consumir cafeína, tus ojeras pueden desaparecer, y tus ojos inyectados de sangre, vuelven a ser blancos otra vez. Deja el azúcar, especialmente si eres del tipo al que le agarra el bajón de ánimo a las tres en punto y se comen una barrita dulce. Dependiendo de cuánta azúcar estés acostumbrado a comer, puedes llegar a sentirte un poquito cansado, irritado, agitado, o nervioso. Incluso puedes llegar a tener unos granitos en la frente, que es solamente la manifestación física del proceso de limpieza. Pero con paciencia y tiempo la crisis pasará, y te sentirás mejor que nunca.

Sé por experiencia propia que dejar los lácteos puede cambiar tu vida. Tus cavidades nasales se sienten más limpias, tu respiración mejora y tu sentido del olfato es mucho más agudo. Como con el azúcar, la gente que elimina los productos lácteos tiende a tener granitos, pero esta condición es sólo temporaria. Así como se irán los granitos, del mismo modo se irá la grasa. Nada es más efectivo para aumentar de peso, y mantenerlo, que el consumo de productos lácteos. La simple eliminación del queso te hará acercar mucho a la meta de conseguir tu peso ideal.

Finalmente, erradica totalmente la carne roja. Si estás abandonando la carne roja, lo primero que notarás es cuánto más liviano te sientes. Puede suceder que tengas un sarpullido en tu mentón a medida que tu cuerpo trabaja para despojarse de las toxinas, pero valen la pena los sarpullidos si estás desintoxicándote. No te preocupes por las crisis de curación. Tu energía mejorará cuando tu cuerpo ya no necesite trabajar tan duro para digerir la proteína densa. Te descompondrás con mucha menor frecuencia dado que no estarás ingiriendo bacterias de animales que están relacionados tan de cerca con los humanos.

Escapa de los ladrones de salud. No podrás creer cuánto mejor te sentirás.

La comida es ahora la herramienta que uso para estar saludable, en forma, enérgica y nutrida. La comida es el arma contra las dolencias y la enfermedad. Ya no me preocupo más por lo que como; celebro lo que como. Ya no me siento hinchada y cansada después de comer; me siento satisfecha, recargada y nutrida. Tenía treinta y cinco años cuando empecé a comer adecuadamente a través de THM, y no te podría decir cuando fue la última vez que me sentí saludable. Ahora tengo cuarenta y dos y me siento increíblemente saludable.

—LAURE LOVELACE, Pennsylvania,

Miembro de Marilu.com

Alimentos húmedos versus alimentos concentrados

¿Alguna vez te sentiste rellena después de haber asaltado una mesa de buffet o incluso después de comer un pequeño plato de comida? Tiene más que ver con la elección de los alimentos que con el volumen de comida que comes. Desarrolla un sistema digestivo eficiente equilibrando tu consumo de alimentos concentrados con los alimentos húmedos. Generalmente clasificamos los alimentos en frutas, verduras, proteínas, legumbres, almidones o carbohidratos, pero también podemos agrupar los alimentos en dos categorías más básicas: alimentos húmedos y alimentos concentrados.

Los alimentos húmedos son las frutas y verduras enteras con un alto contenido de agua. Los alimentos húmedos ayudan a transportar los alimentos más concentrados y los procesados en tu tracto intestinal. Los alimentos concentrados son más pesados, más densos, como las proteínas animales, los almidones, las legumbres, los refrigerios y los alimentos procesados. Son la pieza central de la mayoría de las comidas típicamente americanas. Tendemos a consumir una dosis muy alta de alimentos concentrados, y esa es la razón por la cual es importante comer alimentos húmedos con la mayor frecuencia posible. Comenzar tu día con una fruta fresca le da la patada inicial a tu metabolismo y crea una buena base de alimento húmedo en tu sistema digestivo. Cuando preparas ensaladas u otras verduras, no las sobrecargues con salsas y aderezos pesados, que pueden rápidamente convertir un alimento húmedo en uno concentrado por el alto contenido graso. Si comes algún alimento o verdura crudos a lo largo del día —de cinco a nueve porciones es lo ideal— perderás peso, tu estómago se encogerá y te sentirás más liviano y limpio porque tu sistema digestivo no estará sobrecargado con alimentos concentrados. Tu estómago te lo agradecerá.

Piensa en la forma en que trabaja un triturador de basura.

Cuando pones comida en él y lo enciendes, el alimento es molido y arremolinado pero no se disolverá realmente ni desintegrará eficientemente a menos que hagas correr el agua también. Tu estómago funciona de forma muy parecida. El alimento concentrado que ingieras será digerido, pero no tan eficientemente como cuando también comas alimentos húmedos. No des por descontado que beber agua con tus comidas hace el trabajo tan bien como comer alimentos húmedos. No lo hace. Los alimentos húmedos estimulan los jugos digestivos, mientras que el agua los diluye. Si debes beber con tu comida, sorbe en lugar de tomar de un solo trago toda esa agua.

Alimentos centrados

La idea de "alimentos centrados" viene de la macrobiótica. Para algunas personas el concepto de macrobiótico es intimidante, pero en realidad es sólo una forma intuitiva de comer. La idea de la macrobiótica es permanecer en el centro de la línea de alimentos. Los alimentos extremos son o contractivos o expansivos, según la forma en que los digieres y la forma en que te hacen sentir. Los alimentos contractivos extremos incluyen los alimentos salados y la proteína animal. Toda nuestra energía está dirigida hacia dentro cuando los digerimos. Los alimentos expansivos extremos son lo opuesto —llevan toda nuestra energía hacia fuera de nosotros para digerirlos. Los alimentos expansivos incluyen azúcares y alimentos dulces, alcohol y drogas recreativas. Nuestros cuerpos están siempre buscando un equilibrio —esa es la razón por la cual, después de una noche de mucho alcohol, podemos llegar a querer comer tocino y huevos para equilibrarnos; razón por la cual vamos y volvemos entre la soda y las papas fritas; razón por la cual después de comer una comida pesada en proteínas, ansiamos un postre con azúcar, suave y esponjoso. Los alimentos centrados nos dan equilibrio y detienen el movimiento de ese péndulo que se meca entre lo contractivo y lo expansivo una y otra vez. Los alimentos centrados incluyen granos enteros, verduras y legumbres. Algunas frutas (las manzanas y las peras, por ejemplo) son más centradas que otras (las frutas tropicales). Los alimentos centrados tienen una base vegetal. Están cargados de nutrientes y evitarán que comas los alimentos extremos.

Aunque he tenido muchos problemas de salud últimamente (estoy segura de que fueron debido a años de elecciones no saludables durante los primeros treinta y cinco años de mi vida), estoy orgullosa de saber que estoy mejorando mi salud ahora y la salud de mi familia. Estoy tan feliz porque mis niños no tendrán que sufrir con todos los problemas de salud que yo he experimentado. Este programa me ha permitido cambiar mi árbol genealógico y darles el mejor regalo de todos, el regalo de la salud.

—CINDY RASCHKE, Wisconsin,
Miembro de Marilu.com

Los efectos de una noche de mucho alcohol

Después de una noche de mucha bebida, todos esperan la temida resaca, pero la mayoría de la gente no se espera las cosas terribles que le suceden a tu hígado también. Es fácil ver los efectos obvios de la bebida (ojos inyectados de sangre, piel sin vida e hinchazón), pero los efectos dañinos a largo plazo en el hígado son menos evidentes. Uno de los problemas serios es una reducción de vitaminas y una absorción reducida de los nutrientes, especialmente vitamina B y minerales. Es más fácil para los hombres procesar el alcohol que para las mujeres, de modo que las mujeres deben ser especialmente cuidadosas al beber. Dado que debilita tus facultades y afecta tu juicio, beber mucho disminuye completamente tu resistencia al exceso de comida —¡un golpe doble!

El hígado es el único órgano que metaboliza el alcohol, convirtiéndolo en energía o almacenándolo como grasa. Comienza convirtiendo el alcohol en una sustancia altamente tóxica llamada acetaldehído, que es luego convertida en una sustancia no tóxica llamada acetato. Finalmente, el alcohol se convierte en dióxido de carbono y agua, lo que es fácilmente eliminado por el cuerpo. El hígado metaboliza aproximadamente del 90 al 95 por ciento del alcohol consumido, y el otro 5 a 10 por ciento es eliminado a través de la orina, el aliento y la transpiración. De todos modos es mejor evitar los alimentos que son difíciles de ingerir y digerir (tales como los alimentos fritos, las grasas rancias o hidrogenadas o las drogas), pero apártate de ellos *especialmente* cuando estés bebiendo.

Una buena regla general para beber responsablemente es no tomar más de dos bebidas cada vez, y no más de cinco bebidas a la semana. Deberías también beber dos vasos de agua por cada porción de alcohol que consumas. De ese modo no estarás deshidratado al día siguiente y no te sentirás aun peor. También es importante que no bebas con el estómago vacío porque al hacer eso puedes provocar que el alcohol te haga efecto aun más rápido, intoxicándote más rápido de lo normal. También puedes probar tomar L-Glutamine, un aminoácido beneficioso en reducir los antojos producidos por el alcohol.

Otros consejos para las mujeres sobre el alcohol: el alcohol incrementa el riesgo de que contraigas cáncer de mama porque impide que la enzima que combate los cambios del ADN precancerígeno actúe. Esa enzima normalmente corregiría el problema del precáncer, pero el alcohol no le permite hacer su trabajo. Un vaso por día incrementa tu riesgo de padecer cáncer de mama en un 10 por ciento, dos vasos en un 20 por ciento, tres vasos por día en un 40 por ciento y así sucesivamente, de modo que querrás replantearte el hábito de los dos vasos de vino en la cena.

Ayuda a que tu médico te ayude

Todos sabemos que no hay nada más importante que nuestra salud. Gastamos billones de dólares cada año tratando de estar sanos. Pero la mayoría de nosotros no tiene idea de cómo se siente estar sano. No es suficiente entrar al consultorio de nuestro médico y decirle, "¡Arrégleme!" Tenemos que ser responsables. Es fácil estar confundidos en estos días porque no sabemos a quién escuchar cuando se trata de la salud. ¿Medicina occidental? ¿Medicina alternativa? ¿Alto en proteínas? ¿Bajo en carbohidratos? ¿Bajo en grasa? ¿Pocas calorías? En vez de ser manipulados por las últimas tendencias en nutrición las organizaciones de medicina prepaga y las compañías de seguros (todas motivadas por la obtención de ganancias), hagámonos cargo de nuestra *propia* salud y bienestar de una vez y para siempre comprendiendo el regalo más preciado de la vida —el cuerpo humano.

De alguna manera hemos llegado a un punto en el que no escuchamos más porque parece como si ya lo hubiésemos oído todo antes. También, la mayoría de nosotros ya está de acuerdo con lo básico: comer montones de frutas y verduras enteras y granos sin refinar, limitar los productos animales, las grasas saturadas, la cafeína y el alcohol, bla, bla, bla… ¡Esta perorata se ha vuelto más familiar para nosotros que un Ave María! Podríamos recitarla antes de cada comida y llamarla *Un acto de restricción*.

Pero lo que es interesante es que aunque la mayor parte de nosotros está de acuerdo con estas bases, muy pocos de nosotros realmente las seguimos. El patrón típico americano es olvidarse de este consejo tan pronto como suena el timbre de la cena, de modo que podamos disfrutar sin culpa nuestras comidas de confort favoritas como las hamburguesas, las papas fritas y la pizza. Y cuando los problemas aparecen (como suele suceder) en forma de hipertensión, colesterol alto o angina, simplemente tomamos una estatina, diuréticos o beta bloqueadores para arreglarlos. Después de diagnosticar y prescribir, la mayoría de los médicos todavía les permiten a sus pacientes darse algún gusto —pero solamente con *moderación*, lo que para la mayoría de la gente significa, "¡Bien, no le ponga tocino a mi hamburguesa con queso!"

La gente se *rehusa* a dejar su comida de confort, ¡aun cuando los está *matando* literalmente! Agrégale a esto el hecho de que muchos autores de dietas y de cómo mantenerse en forma ahora tratan a sus lectores como niños a los que se les dan demasiados gustos. ¡La gente ya no quiere oír más acerca de *restricciones*! En más de una ocasión he leído algunos graciosos (y perturbadores) consejos como los siguientes:

Las siguientes son algunas sugerencias para incorporar frutas y verduras al menú familiar:

- Agregue fresas, frambuesas o moras naturales a las mezclas de panqueques y waffles.
- Mezcle crema de chocolate o vainilla con pedacitos de fruta natural y póngalos en el freezer en moldes de helados de palito.
- Sirva salsa de alcauciles o espinaca con trozos de tortilla.
- Agregue hongos cortados en trozos y cebollas a su hamburguesa de pavo.

¡Guau! ¡Qué sacrificio! Me imagino que algunas personas ponen frutas y verduras a hurtadillas en sus recetas como si fueran veneno para ratas. Sé que esto puede sonar extremo, pero ¿no podemos aprender simplemente a apreciar los maravillosos sabores y sutilezas de una exquisita mandarina, una frutilla madura, o unas arvejas frescas y crocantes? Estoy siendo un poquito sarcástica, pero pienso que es hora de que todos nos hagamos responsables de nuestra salud y bienestar. Son demasiado importantes como para no hacerlo. Nunca revertiremos nuestra actual tendencia a la crisis de salud —tasas de obesidad en alza vertiginosa, cáncer, diabetes, y enfermedades cardiovasculares— si no lo hacemos. Olvídate de confiar en un cirujano o en una droga recetada para mantener saludables a ti y a tu familia. Yo creo firmemente en el poder de la comida como medicina preventiva; ¡es el componente más poderoso de tu propia *salud práctica*!

Mi primo de cuarenta y cuatro años me llamó hace poco para que lo aconsejara. No había pasado un examen físico por tener la presión arterial muy alta, 163/102. Le dijeron que si no lograba bajar su presión arterial por debajo de 140/90 para la semana siguiente, se le requeriría que obtuviese la nota de un médico para ingresar y usar un gimnasio local. Él no fuma, pero bebe alcohol moderadamente y ama el café. Le dije que debería ver a su médico, pero también le di el siguiente régimen para seguir antes de volver para que lo evaluaran:

1. Eliminar todos los productos animales.
2. Hacer al menos treinta minutos de ejercicio aeróbico moderado todos los días.
3. No beber nada de alcohol.
4. Reducir la cafeína en un 50 por ciento (de tres tazas a una y media por día).
5. Comer montones de frutas y verduras (agregarles un poquito de aceite de oliva y vinagre balsámico está bien).

6. Elegir arroz integral, pasta integral y otros granos enteros por sobre las harinas blancas.

7. Reemplazar los bizcochos del desayuno por avena sin procesar y un poquitito de miel de maple.

Sé que mi primo siguió este régimen religiosamente porque ése es el tipo de hombre que es. (¡Es un pavo!) Cuando se compromete, lo hace completamente. Exactamente cinco días después, ¡me anunció con orgullo que su presión arterial había bajado de 163/102 a 123/83 con mi programa! Fue una noticia emocionante para él, pero también un buen ejemplo de cuán rápido la dieta y el ejercicio pueden cambiar la química del cuerpo de una persona. Este no es simplemente un ejemplo aislado. Es típico de los resultados que miles de personas en mi sitio Web, Marilu.com, han obtenido cuando han cambiado sus dietas y comenzado a hacer ejercicio sistemáticamente.

Las industrias médica y farmacéutica tienden a quitarle importancia al rol de la dieta y el ejercicio como remedio para la hipertensión, el colesterol alto y otras enfermedades como el cáncer y la diabetes. Esto se entiende perfectamente. Quiero decir, ¿por qué promocionarían estas industrias algo que esencialmente compite con ellos? También ten presente que las clases de nutrición no son un requerimiento en el curriculum para la mayoría de los estudiantes de medicina. La mayoría de ellos se gradúan con menos de nueve horas invertidas en clases sobre dietas o nutrición. Y no quiero decir nueve horas crédito; ¡me refiero a nueve horas y *punto*! ¡Eso es aproximadamente lo mismo que el *comedy traffic school* por *una* multa por exceso de velocidad! (Un día en el *comedy traffic school* sin embargo, parece *durar* tanto como la carrera de medicina.)

Por esta deficiencia en el curriculum de las escuelas de medicina, los médicos tienden a ser arrogantes o a tener una visión parcial que no valora la importancia de la dieta para combatir una enfermedad. Sólo los médicos muy actualizados y mejor informados promueven enérgicamente la dieta y el ejercicio para la prevención de enfermedades. (PCRM.Org es una gran fuente de información.)

Si tienes la suerte de encontrar a uno de estos médicos, ¡quédate con él! Su objetivo es *tu* bienestar. Desafortunadamente, la mayoría de los médicos rápidamente prescriben medicamentos en lugar de recurrir a ellas después de probar seriamente con un régimen de comida y ejercicio. A veces los medicamentos son, por supuesto, el método a seguir —pero sólo *además* de la dieta y el ejercicio, y sólo si la dieta y el ejercicio prueban ser insuficientes para resolver el problema.

La mayoría de los pacientes está feliz con lo que le dice su médico y con continuar comiendo alimentos malos, porque eso es lo que desea. Se necesita disciplina para cambiar tu paladar y aprender a amar la comida que te ama. Es mucho más fácil tomar una píldora o dos por día y comer lo que quieres. Los médicos también son reacios a creer que la dieta juega el rol más importante en la prevención de enfermedades porque eso minimiza su propia importancia. Si nos sentimos bien y tenemos poca o ninguna necesidad de medicamentos recetados, entonces no necesitamos médicos tan a menudo. Recuerda lo que dijo Hipócrates, padre de la medicina occidental, 2.500 años atrás: "Deja que tu alimento sea tu medicina y que tu medicina sea tu alimento".

¿Cómo olvidaron los médicos semejante consejo?

El viejo cliché de una manzana por día todavía es válido, junto con su compañero, "Una onza de prevención vale una libra de cura".

La mejor prescripción para tu propia salud práctica

Aquí tienen una prescripción para aquellos de ustedes que aman hacerse los médicos.

Lleva registros regulares de tres grandes indicadores de salud: presión arterial, colesterol y tu peso/cintura/índice de masa corporal (o BMI, por Body Mass Index) conjuntamente. Para hacer esto, necesitas conseguir un medidor de presión arterial confiable, que puedes conseguir hasta por treinta dólares. El tipo con la banda para la parte alta del brazo es generalmente más confiable que las versiones para la muñeca o el dedo. Ya seas hombre o mujer, tu presión arterial debería estar por debajo de los 125/80, no 140/90 como se pensaba antes. Los expertos ahora están de acuerdo en que esa guía era demasiado indulgente. Muchas farmacias también ofrecen una medición de presión arterial de cortesía mientras esperas para comprar tus medicinas.

También necesitarás comprar varios kits o paquetes para la medición frecuente del colesterol, tuyo y el de tu familia, en casa. El examen es casi un desafío al principio, y realmente tienes que pincharte el dedo. Estos paquetes medirán sólo tu colesterol total, no la proporción entre tu HDL/LDL, pero no te preocupes demasiado por eso (especialmente si odias la matemática). Medir el HDL (el colesterol bueno) y el LDL (colesterol malo) requiere de un examen complicado (y usualmente de un médico y un laboratorio), y saber su proporción no es tan significativo como se pensó en algún momento. La razón es que el HDL tiende a bajar cuando el LDL baja, de modo que la proporción tiende a permanecer relativamente igual de todos modos. Concentrarse en el "colesterol total" es más importante. Idealmente debería ser 100 más tu edad, o menor a 150 —no 180 como se pensaba antes, ¡especialmente si tienes ochenta años de edad! La enfermedad cardíaca es extremadamente rara en gente con colesterol total menor a 150, independientemente de su proporción HDL/LDL. Aquellos que tienen un colesterol total entre 150 y 200 conforman casi el 30 por ciento de la gente con enfermedades cardíacas. Aquellos con niveles por encima de 200 conforman el otro 70 por ciento.

Para tu peso/cintura/BMI todo lo que necesitas es una buena balanza y una cinta métrica. Tu BMI te da una estimación aproximada del porcentaje de tu grasa corporal, y puedes encontrarla chequeando uno de los muchos sitios online de cálculo de BMI, tales como *www.cdc.gov/nccdphp/dnpa/bmi/*. Simplemente escribe tu peso, altura y las medidas de tu cuerpo y el sitio calculará instantáneamente tu BMI, el que sería óptimo si estuviera entre 19 y 25.

Las mujeres con forma de manzana y los hombres con forma de papa tienen mayor riesgo de enfermedades cardíacas, cancer y diabetes que las mujeres con forma de pera y los hombres con forma de V. Esto está basado en una gran cantidad de estudios realizados sobre el tema. La forma del cuerpo junto con la obesidad es un factor utilizado para predecir futuras enfermedades. Para las mujeres y los hombres de más de cuarenta no sólo se trata de obesidad, sin embargo, también se trata de cómo está distribuída esa gordura.

Cuando las mujeres tienen una medida de cintura por sobre las 30 pulgadas, el riesgo de enfermedades cardíacas se duplica, y se triplica cuando la medida de la cintura es superior a las 38 pulgadas. Un modo simple de mirar esto es por la proporción entre la cintura y la cadera, la que se determina dividiendo tu circunferencia de cintura (medida a la altura del ombligo) por la circunferencia de tu cadera (medida a la altura de la línea del bikini para las mujeres y la línea púbica para los hombres). El riesgo menor para las mujeres es una proporción de 0,72 ó menos (<72%). Este es un buen número al que apuntar como objetivo. Las mujeres con el mayor riesgo son aquellas con una proporción cintura/cadera mayor a 0,88 (>88%).

En realidad, el factor de riesgo aumenta dramáticamente después de eso —¡tanto como al 300 por ciento! El problema para los hombres comienza cuando su proporción excede el 0,98 (>98%).

Una vez que has reunido todas las cifras de más arriba (lo que no debería llevar más de unos pocos días), deberías evaluarte a ti mismo y a tu familia semanalmente en las categorías peso/línea de cintura/BMI, pero sólo una vez cada dos o tres meses en la de colesterol. Lleva un buen registro de tus resultados. Cualquiera que esté fuera de los parámetros de salud óptima —especialmente *muy* fuera— necesitará ajustar sus hábitos de acuerdo a eso. Usa la guía de ejercicio y dieta que le di a mi primo (ver página 00) para empezar, y adapta tus propias reglas a medida que sepas más sobre tu cuerpo y ¡qué es lo que se siente y funciona mejor para ti!

Finalmente, quiero subrayar que mis recomendaciones sobre salud práctica no tienen en absoluto la intención de reemplazar las visitas regulares a tu médico. (¡Igualmente, no hacen paquetes de cirugía de bypass para la casa!) Una buena relación con tu médico también forma parte de hacerte cargo de tu propia salud. ¡Tu médico probablemente le dará la bienvenida a tu iniciativa y entusiasmo! Y si él o ella no aprecia tus esfuerzos, ¡busca otro médico!

Recuerdo el momento exacto en que conocí a Michael Brown. Era viernes, 9 de octubre de 1970. Éramos estudiantes de primer año en la Universidad de Chicago, y mi compañera de cuarto, Linda, estaba hablando sobre este maravilloso chico que había conocido dos semanas atrás en la orientación para alumnos nuevos. Sonó el timbre de la puerta y abrí yo. Michael, con su largo cabello castaño y sus ojos azules, llenaba el hueco de la puerta. Lo único que pensé fue, "¿Por qué no lo conocí yo primero?"

Pronto nos convertimos en amigos y durante el primer año, Michael y Linda y mi novio Steve y yo salíamos juntos a menudo. Ellos incluso me vinieron a ver en la primerísima producción de *Grease*, ¡un año antes de que el espectáculo fuera a Broadway! Linda y yo nos volvimos tan íntimas amigas que yo la llevé por el muy transitado camino hasta el Billings Hospital para conseguir píldoras anticonceptivas, ¡de modo que pudiera perder su virginidad con este muchacho! Michael y Linda se separaron durante nuestro segundo año en la universidad, y Michael y yo nos veíamos a menudo pero nunca nos animamos a más que a un "Hola".

Dejé la universidad durante nuestro tercer año para incorporarme a la First National Company de *Grease* y convertirme en actriz profesional. Pasaron ocho años. Después de vivir en Nueva York y trabajar en Broadway en varios espectáculos, me mudé a California, conseguí mi papel en *Taxi* y me estaba por casar con mi primer esposo, el actor Frederic Forrest, en New Orleans. Era viernes, 26 de septiembre de 1980, y yo estaba sentada en una diminuta oficina del juzgado mientras que Freddie hacía cola para un permiso. De repente, miré hacia la entrada, y Michael entró por la puerta mirando directo hacia delante. Atravesé la puerta corriendo y gritando, "¡Michael! ¿Qué estás haciendo aquí?"

Michael me dijo, "Estoy recorriendo el mundo". (Michael se había convertido en marino mercante después de graduarse, había vivido en Brazil durante algunos años y estaba en ese momento trabajando y viviendo en New Orleans con su esposa, Mauriceia y dos hijas, Carine y Cassia.) "¿Qué estás haciendo aquí, Marilu?"

"¡Casándome!" le dije. Hablamos un rato y después nos dijimos adiós. Y mientras él se alejaba caminando, en todo lo que yo seguía pensando era, "¿Cómo es que no me estoy casando con un hombre como ése?"

Freddie y yo nos divorciamos en 1982, y yo empecé a salir con el director Robert Lieberman en 1985 y me casé con él en 1990. Tuvimos dos hijos (Nicholas, que ahora tiene trece, y Joey, de doce) y nos separamos en 2001.

Mientras tanto, Michael renunció a salir al mar en 1981, regresó a Brasil en 1983 y no se mudó de regreso a los Estados Unidos hasta 1990, momento en que se mudó a la zona de Los Angeles. Para entonces tenía dos hijas y un hijo y había fundado BrownTrout Publishers con su hermano gemelo, Marc, y la esposa de Marc, Wendover. Se divorció de su primera esposa en 1994.

Cinco meses antes de que mi divorcio de Rob estuviera finalizado en 2002, una amiga me regaló una sesión con un vidente para mi cumpleaños. El vidente predijo que en un año yo estaría con el amor de mi vida, y su nombre empezaría con M, tal como Mark, Michael o Matthew. Él sería un padre maravilloso para mis chicos y nos separaría un año de edad.

Le pregunté al vidente, "¿Conozco a este hombre?" Y él dijo, "Si lo conoces, nunca has estado con él de esta forma antes". De modo que hice citas con montones de M's ¡pero a ninguno de ellos le calzaba perfectamente la descripción!

Dejaré que Michael cuente la parte siguiente de la historia: "A finales de 2002, estaba viviendo en una ciudad en la playa cerca de Los Angeles donde mi familia y yo habíamos vivido desde 1990. Mis chicos ya estaban grandes y habían abandonado la casa dejándome solo. Tenía citas con mujeres en ese entonces pero no tenía nada serio con ninguna. Un amigo mío (y de Marilu) la había visto haciendo el papel de *Roxie* en Chicago. Conseguí el número de teléfono de Marilu por medio suyo. Pensé que después de todos estos años era hora de rehacer mi vida y tal vez de encontrar a alguien del pasado que compatibilizara mejor conmigo para el futuro. Siempre me había gustado Marilu, pero ella nunca me había mirado. En realidad, no pensé que ella me fuera a dar ni la hora. Pero pensé, '¿Por qué no? Al menos ella podría presentarme gente de un círculo diferente'. Por supuesto, yo secretamente deseaba que finalmente pudiéramos entablar una relación diferente y ver si había un futuro para nosotros."

El 22 de febrero de 2003, veintidós años después de que Michael y yo nos encontráramos ese fatídico día en New Orleans, oí un mensaje en mi máquina de mensajes que decía, "Hola, soy Mike Brown, una voz del pasado, buscando a Marilu Henner..."

No podía creerlo. Mi corazón comenzó a latir con fuerza mientras escuchaba el mensaje una y otra vez. Y después pensé, "¡Ay, Dios mío! ¡Él es el M!"

Michael y yo nos enviamos correos electrónicos y hablamos por teléfono durante una semana antes de concertar una cena el 1ro de marzo. Cuando apareció en mi casa para buscarme mientras salía de su auto, mis primeros dos pensamientos fueron, "Me había olvidado cuán azules eran sus ojos" y "¡Tengo que llevarlo a Mary Ann a cortarse el cabello!"

Michael dice: "Yo pensé, 'Así que esto es Hollywood Hills, eh?' La casa de Marilu tiene una maravillosa vista, que esperaba que me mostrara. Primero conocí a su hijo Nicky, quien tenía ocho años en ese momento. Me llevó a conocer toda la casa, lo que me hizo sentir bienvenido. Cuando vi a Marilu, me di cuenta de que realmente lucía mejor que en las películas, o incluso que cuando la conocí todos esos años atrás. Me di cuenta de que esa sería una noche interesante".

Las primeras cuatro horas y media fueron una cena de reencuentro en la que hablamos sobre todo lo que nos había pasado durante los últimos veintidós años. ¡Y las siguientes cuatro horas y media fueron una cita amorosa en mi cocina! Justo antes de nuestro primer beso, mi sobrina Liz Carney llamó y dijo que estaba empezando el trabajo de parto. Ese día nació su hijo Jackson. A lo largo de nuestra relación, Michael y yo hemos podido mirar a Jackson y decir, "Bien, ahora estamos caminando. Ahora podemos decir '¡Hola!' ¡Ahora estamos yendo a preescolar!"

En una semana, Michael y yo ya nos decíamos "Te amo" y hablábamos de pasar el resto de nuestras vidas juntos. Era tan obvio para todos que esto era serio que en dos semanas mi hijo Nicky dijo, "Cuando te cases (no *si* te casas) con Michael, ¿podemos entregarte Joey y yo?"

En la tercera semana de nuestra relación, fuimos a México para nuestra primera "luna de miel" (como Michael la llamó). Entonces me dijo que tenía sangre en la orina pero que sus médicos le habían dicho que no era para preocuparse. No estaba alarmado para nada, diciendo que la había tenido por dos años y que se había hecho revisar y que no era gran cosa. Sabiendo todo lo que sé sobre el cuerpo humano, sabía que no era normal.

Resumiendo, en pocas semanas a Michael le diagnosticaron cancer de vejiga. Lo llevé a siete médicos diferentes en todos los Estados Unidos —un médico de la AMA (American Medical Association, por sus siglas en inglés) típico que quería hacerle una cirugía inmediatamente, y otros que ejercían suficiente medicina integrativa como para salvar su vejiga y su vida. Una vez transcurridos dos meses en nuestra búsqueda de la combinación perfecta entre la medicina oriental y la occidental, a Michael le diagnosticaron también un estadío muy temprano de cáncer de pulmón durante una tomografía computada. Le habían hecho una radiografía de pecho de rutina dos semanas antes que no había mostrado anormalidades. Sin la tomografía, el cáncer no hubiese sido detectado por años.

Michael demostró ser un paciente muy voluntarioso, y me dejó usarlo como experimento para ver si mis principios de salud podían salvar a una persona de un cáncer doble. Junto con lo mejor de la medicina occidental, Michael aplicó lo mejor de la medicina oriental y cambió su dieta, estilo de vida y modo de pensar para vencer al cáncer. ¡Ese primer año fue muy duro! Las visitas a los médicos, las estadías en el hospital, la inmunoterapia para la vejiga, la cirugía para quitar el lóbulo más bajo de su pulmón derecho, que era canceroso —¡estos no son los dramas comunes de una relación durante el primer año! Cuando Michael se despertó de la cirugía de pulmón en noviembre, sólo ocho meses después de nuestra primera cena, tomó mi mano y me pidió que me casara con él. Yo lo amaba y quería casarme con él y pasar el resto de nuestras vidas juntos. La lucha nos unió como nada más podría haberlo hecho. Habíamos pasado por tantas cosas en un período de tiempo tan corto. Haber vivido semejante historia, habernos reencontrado de esa forma, y luego enfrentar las pruebas que atravesamos, crearon un lazo que nunca puede desvanecerse. Ahora Michael ha estado en remisión de ambos cánceres por más de cuatro años y su pronóstico es excelente. Algunos de sus médicos lo llaman un milagro, pero nosotros sabemos que es simplemente una vida saludable y amor.

Nuestra boda fue sólo para nuestras familias. El hermano gemelo de Michael, Marc, ofició la ceremonia. Mi hermano y compañero de escritura, Lorin Henner, fue nuestro maestro de ceremonias. Nuestro padrino de boda fue el otro hermano de Michael, Rob. Mi hermana, Christal, fue mi dama de honor. Sus hijos mellizos de nueve años, William y Christopher, tocaron el cello y el violín mientras caminábamos hacia el oficiante. Nuestras *flower girls* fueron la nieta de Michael, Victoria, y mi sobrina nieta, Charlotte. Los anillos fueron llevados por el nieto de dos años de Michael, Lucas, y Jackson, para entonces de tres años y medio. Y, por supuesto, ¡Nicky y Joey me entregaron!

El peligro de la "normalidad"

Cuando viajo por todo el país dando conferencias sobre temas de salud, nutrición y estilo de vida, siempre hablo acerca de la tendencia de la gente, cuando se enferma o quiere perder peso, de decir, "Yo haré esta dieta especial sólo por un tiempo, y después regresaré a la normalidad". Yo creo firmemente que no es suficiente cambiar por un período de tiempo corto y después volver a la normalidad. La normalidad ya no es suficientemente buena. La normalidad tiene que ser analizada. La normalidad tiene que ser cambiada.

¡La normalidad es lo que nos metió en problemas en primer lugar!

No creo que esté siendo demasiado dramática cuando digo que la normalidad es lo que está matando a los Estados Unidos. Se ha vuelto el nuevo promedio, cuando el promedio significa comida en exceso, permisividad, pereza y obesidad. La gente contrae enfermedades malignas, y luego en lo único que piensan es en cuándo pueden volver a casa, a su bebida dietética y a su botón de encendido del televisor. Si lo que estás haciendo te produce cáncer, arterias bloqueadas, piel seca, desploma tu espalda, te hace oler apestoso, te hace sentir dolorido, te hace eructar, te produce gases, entonces detenlo… ¡*Ahora*! Si eso es lo que es normal, entonces, ¡no lo vuelvas a adoptar! Combate la tentación y trata de cambiar de forma radical para que puedas salvar tu vida, o al menos tu forma de vida. La normalidad es un agujero en el que puedes haber caído, un hábito desagradable que necesitas abandonar.

Todos hemos visto a amigos, parientes y celebridades que enfermaron de cáncer, soportaron el tratamiento, volvieron a sus estilos de vida normales, y luego, bang —¡el cáncer regresó! ¿Por qué? ¿Hay algo inevitable en la lenta progresión del cáncer terminal? ¿O es simplemente que a la gente se le ha reforzado el deseo de regresar a la buena y vieja normalidad —las cuatro tazas de café por día, la carne, los productos lácteos y el azúcar tres veces al día, los alimentos chatarra llenos de químicos y el estilo de vida perezoso? Su deseo autodestructivo de volver a la normalidad les impide abandonar los malos hábitos y limpiar su cuerpo de toda una vida de acumulación de toxinas y, más importante aun, les impide fortalecer el sistema inmunológico para ayudarlos a pelear contra la enfermedad. Como esposa de un sobreviviente al cáncer, ¡te puedo decir que hay otro camino! La forma de sobrevivir al cáncer es preservar y fortalecer tu cuerpo y no entregarlo ciegamente al cuchillo del cirujano. La cirugía puede ser necesaria, por supuesto, pero del mismo modo, también lo es la preservación de los órganos vitales. Ni toda la cirugía del mundo salvará a un paciente enfermo. Y en todos los casos, la cirugía le ocasiona un trauma al cuerpo y, por lo tanto, debe ser equilibrada con un fortalecimiento del sistema inmunológico del paciente.

Pero el mayor de los peligros es el resultado de las buenas intenciones. En muchos casos la familia quiere que el paciente se haga la operación y vuelva a casa donde todo puede volver a la normalidad

—y todos pueden simular que no ha sucedido nada. El paciente, también, quiere apurarse a llegar a casa para regresar al estilo de vida que tenía antes. Y con frecuencia el objetivo expreso de los médicos es que "el paciente logre volver a la normalidad" tan pronto como sea posible. Esto es considerado lo ideal, la buena noticia que el médico puede dar. Y si un médico no quiere operar por una enfermedad y "arreglarla", entonces, ¡vamos a otro médico que sí lo haga! Está en las manos del paciente, pero el paciente está a menudo demasiado débil para tomar decisiones conscientes. Alimentado con la comida del hospital, lo único que quiere el paciente es llegar a casa, donde el cereal azucarado está todavía en la despensa y el jamón está en la heladera. Pasar la convalecencia tirado en el sillón comiendo pizza no es propicio para recuperarse del cáncer, ¡pero allí es donde muchos pacientes terminan!

Tenemos que cambiar este estado mental de "¡volvamos a la normalidad!" ¡Veamos cuánto tiempo ha llevado convencer a los políticos que el calentamiento global es real! La situación no es muy diferente con la nueva Guía de Alimentos publicada en 2005, que reemplaza la pirámide alimenticia y clarifica cómo clasificar a los macarrones con queso. Presté declaración en el Departamento de Servicios Humanos y de Salud (Health and Human Services Department) cuando terminaron su informe. Ahí vi gente representando las diferentes industrias de alimentación. De los veintiocho participantes, sólo dos personas (otro ciudadano privado y yo) no pertenecíamos a un grupo de negocios de la industrial de la agricultura o del comercio. Había seis personas de la industria láctea (uno de los grupos más poderosos en Washington) e incluso un hombre del Instituto de la Manteca de Cerdo (Lard Institute) (no estoy bromeando), ¡que insistía que la manteca de cerdo era mejor que el aceite de oliva para el cuerpo humano! Había defensores de los conservantes, los aditivos, los colores artificiales y los materiales para empacar. La industria del azúcar también estaba bien representada, como también lo estaban sus rivales —los muchachos de los endulzantes artificiales. Aunque yo me levanté y expresé mis ideas (pidiendo etiquetas de precaución en algunos alimentos y haciendo campaña para que se hagan recomendaciones sobre el agua y la hidratación), la reunion no fue exactamente como lo hubiera deseado, y los resultados no pudieron ser alterados por una voz solitaria gritando contra los demonios de los productos lácteos y la carne roja. (¡Aunque luciera en forma en un pequeño vestido negro!) Cuando el muchacho del Instituto de la Sal (Salt Institute), hinchado y con la cara roja, se levantó e insistió en que no había un nexo médico establecido entre la ingesta de sal y la hipertensión, supe que no habría ningún cambio real a menos que cambiáramos nosotros mismos. ¡Y cambiar nosotros mismos significa que tenemos que escapar de la normalidad!

El tiempo puede estar de tu lado

En lugar de pensar en el paso de los años como parte de un proceso inevitable de decadencia y desintegración, piensa en cambio en el tiempo como el agente primario que te permite sanar. Lo que envejece a las personas es la carga tóxica y el desequilibrio químico que resultan de una vida entera de exposición a un ambiente contaminado, más estrés emocional y físico. Desacelerar o aun revertir el proceso de envejecimiento es posible, pero sólo si estás dispuesto a reducir al mínimo la ingesta de toxinas y a trabajar para remover las toxinas acumuladas en tu cuerpo. El tiempo es el regalo maravilloso que nos permite reemplazar las células dañadas y eliminar la carga tóxica para así llevar una vida saludable otra vez.

La cirugía plástica puede engañar al mundo, pero no a tu cuerpo. Para volver a tener un estado más saludable debes abandonar las conductas que te desgastan y te enferman. Y después debes limpiar los residuos de una vida no limpia. Al proceso de limpieza se lo conoce como desintoxicación, o detox para abreviar la palabra. Detox es un proceso simple que ha sido difamado en la prensa como una trampa. ¿Por qué? Porque es una forma tan simple y económica para mejorar la salud que muchas compañías se sienten amenazadas por ella.

Los químicos y agentes contaminantes que están presentes en el agua de nuestra ciudad ayudan a acelerar el proceso de envejecimiento. Se le agrega cloro al agua para desinfectarla, pero el cloro es cancerígeno. Sabemos eso ahora, pero ¿por cuántos años hemos estado agresando cloro a nuestro cuerpo y almacenándolo como una de nuestras cargas tóxicas de toda la vida? ¿Cómo eliminamos este peligroso químico de nuestro cuerpo mientras que nos esforzamos por consumir tan pocas toxinas como sea posible? Todo nuestro entorno está contaminado con toxinas que finalmente acaban en nuestro cuerpo. ¡Se ha encontrado mercurio en peces pescados en el Océano Antártico! La presencia de plomo en la pintura de edificios viejos (¡y juguetes nuevos de China!) puede estar relacionada con el autismo. El arsénico usado en la industria minera ahora ha invadido el agua que se sirve en la mesa en muchas ciudades de montaña.

El primero y más importante de los pasos en el proceso de desintoxicación es el consumo de agua de manantial fresca y rica en minerales. La mayoría de nosotros estamos deshidratados, y la deshidratación es una causa importante de mala salud. Casi todo lo que el americano promedio bebe todos los días en realidad incrementa la deshidratación —el café, el té negro, las bebidas gaseosas, la leche y el alcohol. Eliminar el consumo de estos ladrones de salud y reemplazarlos por agua, agua fresca, será tal vez el cambio más efectivo que puedes hacer en tu salud. La gente debería consumir al menos una onza de agua por cada dos libras de peso corporal por día. (Para una mujer que pesa 130 libras, serían 65 onzas, o simplemente más de dos cuartos de galón). Se necesita más agua si se consumen diuréticos, tales como alcohol, cafeína o píldoras para hacer dieta. Bebiendo agua en cantidades copiosas, estamos llevando a acabo las acciones de detox más naturales; estamos vertiendo agua a través de nuestro cuerpo y literalmente drenando las toxinas. Al mismo tiempo, estamos drenando algunas cosas buenas, especialmente minerales. Esta es la razón por la que es importante beber agua rica en minerales. El agua mineral reemplazará los minerales eliminados por el agua que tomamos.

La calidad del agua de la canilla varía mucho a lo largo del país. La ciudad de Nueva York es famosa por su buena agua corriente, aunque sin embargo contiene cloro y otros químicos. El agua de Los Angeles, que viene de cientos de millas de distancia, está muy contaminada con químicos provenientes de granjas. Se recomienda un buen filtro para toda el agua que entre a tu casa pero para beber, es preferible el agua embotellada. Sería maravilloso si nuestro país pudiera priorizar la limpieza total de nuestra agua potable —¡haría tanto por nuestro ambiente y nuestra salud! (Este era en realidad uno de los temas que quería que apareciera en la guía de la pirámide alimenticia por la que luché frente al Congreso.)

Un cuerpo hidratado simplemente funciona mejor. El colon principalmente mostrará los beneficios de la hidratación. Como el cuerpo está lubricado, el sistema linfático drena, el colon se contrae y la piel respira. El cuerpo ahora está listo para comenzar a desintoxicarse al eliminar los deshechos que se acumulan día tras día.

Eliminar la carga tóxica de años de vida en los Estados Unidos requiere un programa de detox completo. Aquí hay algunas ideas básicas para ayudarte a comenzar —¡entraré en mucho más detalles en mi próximo libro!

- Terapia del colon. Comienza yendo al menos una vez a la semana, después cada dos semanas una vez que hayas tenido tu "gran avance" y limpiado tu intestino. (Esto podría llevar tres meses). Recurre a la Asociación Internacional para la Hidroterapia del Colon (International Association for Colon Hydrotherapy, www.i-act.org) en busca del nombre de un terapeuta de colon. Sabrás que has tenido éxito en tu terapia cuando hagas una "deposición del hígado" y puedes ver bilis de color dorado pasando por el tubo. Tu terapeuta te lo puede señalar cuando suceda. Significa que tu hígado está finalmente desintoxicándose.

- Para limpiar tu sistema linfático (el repositorio de toda clase de toxinas que fueron primero bombeadas a través de tu hígado), toma masajes linfáticos. Los ganglios linfáticos son como canastos de basura por todo tu cuerpo. Se llenan, pero no se vacían adecuadamente con frecuencia a través de la cloaca del sistema linfático, que finalmente conduce al colon y fuera del cuerpo. La gente a quien le sacan ganglios linfáticos en una cirugía (muy común en resecciones de cáncer) sufre de inflamación persistente en áreas del cuerpo que ya no son atendidas por el sistema linfático. Este problema sucede en todos nosotros hasta cierto punto cuando nuestros ganglios linfáticos están obstruidos. La terapia de masaje linfático fue desarrollada para ayudar a la gente que sufre de linfedema, y puede ayudar a todos a desintoxicarse más eficientemente. Es especialmente bueno hacerse un masaje linfático antes de la terapia de colon para aflojar las cosas. Busca en www.i-act.org (International Association for Colon Hydrotherapy) un buen terapeuta que dé masaje linfático.

- El hígado es la planta de tratamiento de los desperdicios tóxicos. Naturalmente se cargará de toxinas con el tiempo. Desintoxicarlo puede hacer que la función del hígado sea mucho más fácil, lo cual lógicamente debería beneficiarlo a largo plazo. Al limpiar el hígado, se fortalece el sistema inmunológico. Hay muchas terapias específicas para desintoxicar el hígado. Éstas incluyen suplementos, compresas y ayuno. Puedes investigar sobre limpieza de hígado online, o ir a mi sitio Web www.Marilu.com.

- El cuerpo es una maravillosa red de interconectividad. La medicina china nos enseña que los dedos de las manos y de los pies están individualmente "cableados" o relacionados a diferentes órganos vitales. El tratamiento basado en esta concepción es conocido como reflexología.

- Menos conocida es la conexión entre los dientes y los órganos. La boca es un órgano maravilloso. Está diseñada para permitir que las cosas correctas entren y pasen a través de la garganta, mientras que de algún modo se rechacen aquellas cosas que dañarán el cuerpo. Los dientes no sólo son huesos expuestos usados para masticar y triturar la comida. Son como las teclas de un piano, cada uno unido y sintonizado a un órgano particular. Los dientes, la mandíbula y las encías son una red de conexiones nerviosas. ¿Fue un dios sádico quien decidió que los dientes deberían ser tan sensibles —tanto que para muchas personas el dolor dental puede ser el peor dolor que hayan experimentado? Unos cientos de años atrás, la gente no comía alimentos procesados. Sí, el buey estaba allí en el molino arrastrando la piedra sobre el trigo para hacer harina, pero por lo demás los alimentos no eran procesados. (¡Una linda cena podía ser interrumpida por una piedra o una ramita en la sopa!)

· En la era preindustrial necesitábamos dientes sensibles que nos informaran cuándo estaban en peligro. ¡De otro modo los dientes de todos se habrían roto en la niñez! La mala salud dental significa mala salud en todas sus malas formas. Tener placa en los dientes es un indicador de enfermedad cardíaca; un conducto estropeado es una vía por donde las bacterias y los virus penetran el cuerpo; los rellenos de mercurio se pueden salir de los dientes y producir envenenamiento tóxico. Ninguna desintoxicación está completa sin una limpieza profunda de los dientes y un programa que se ocupe de los problemas que se encuentren en la limpieza. Los rellenos de mercurio (llamados amalgamas de plata, ¡aunque lo único plateado es el color!) pueden ser quitados por un dentista calificado. La buena higiene dental puede recomponer la salud de las encías. Una dieta más saludable que elimine los ladrones de salud, que contenga menos carne y menos alimentos ácidos puede minimizar el desgaste y la rotura de los dientes.

· El ejercicio es uno de los métodos de desintoxicación más efectivos. El ejercicio tiene muchos beneficios, específicamente para limpiar el cuerpo. Acelera el metabolismo, estimula los órganos y crea las condiciones para descargar toxinas. Es esencial para la buena salud. El ejercicio no necesita ser extremo, simplemente necesita ser constante. Una rápida y enérgica caminata diaria es tal vez la mejor forma de ejercicio.

• El masaje de tejido profundo ayuda a empujar las toxinas atrapadas en la piel a la superficie de modo que puedan ser eliminadas. Cualquiera que haya tenido un buen masaje de tejido sabe lo que se siente cuando el terapeuta hace los "crujidos", también conocidos como el quiebre del tejido justo debajo de la superficie de la piel. Estos bolsillos de toxinas son abiertos de modo que puedan drenar por el colon y el sistema linfático y ser eliminadas para siempre. (¡Qué sensación!)

• Rebotar es una práctica de desintoxicación efectiva. Un rebotador es un pequeño trampolín con una barandilla. Todo lo que tienes que hacer es rebotar suavemente sobre el rebotador por dos minutos. Esto estimula el sistema linfático y ayuda mucho al drenaje linfático. Es especialmente útil para las personas que no pueden hacer suficiente ejercicio. Usar un rebotador también estimula la producción de glóbulos blancos que son claves para el sistema inmunológico. En realidad, rebotar en el rebotador por sólo dos minutos triplicará la cantidad de tus glóbulos blancos durante la próxima hora.

• Los saunas infrarrojos pueden usarse como un método de desintoxicación muy efectivo a largo plazo. Los rayos infrarrojos en el sauna actúan directamente sobre las células de grasa de tu cuerpo, donde se almacena la mayoría de las toxinas tales como metales pesados y químicos. Estas células de grasa son entonces eliminadas, mientras que las toxinas se movilizan hacia fuera a través de las glándulas de transpiración y el colon. El sauna otorga muchos otros beneficios terapéuticos, tales como una piel y poros más limpios, ayuda a dormir bien y a controlar el peso.

- La piel es un punto de salida primario para que las toxinas dejen el cuerpo (y un lugar de entrada al cuerpo, desafortunadamente). La exfoliación es el método usado para abrir los poros y permitir que la piel respire y se deshaga adecuadamente de los residuos del cuerpo. Un cepillado diario de la piel es una forma maravillosa de abrirla totalmente. La piel seca, muerta, es removida. Tu cuerpo se libera de aproximadamente dos libras de toxinas por día. ¿Qué mejor modo de eliminar esas toxinas que a través de tu órgano más grande —tu piel? El cepillado de la piel con un cepillo de sauna de cerdas naturales abre tus poros, estimula el sistema linfático, mejora la circulación de la sangre, remueve las impurezas, suaviza y le da belleza a tu piel, te permite transpirar de forma más pareja, alivia la irritación y las infecciones de la piel, y realza tu sistema inmunológico. La mejor forma de cepillar tu piel es usar golpecitos firmes y cortos en dirección a tu corazón. Cepilla cada parte de tu cuerpo, excepto tu rostro, y para las mujeres, tus pechos. Asegúrate de dar una buena cepillada a tus axilas, la parte de atrás de las rodillas, y tus muslos internos para realmente estimular el sistema linfático. Haz esto todos los días antes de ducharte o de hacer ejercicio y no podrás creer cuánto mejor te sentirás.

El tiempo está de tu lado. Lleva tiempo eliminar la acumulación tóxica. Lleva años devolverle a tu cuerpo el punto de limpieza

que le permite tener buena salud. A medida que eliminas tus toxinas, tus células no saludables son reemplazadas por nuevas células,
limpias y saludables. Tu cuerpo entero, cada célula, es reemplazada
en un período de diez años. Prepárate para la maratón. No te
desanimes. Recuerda que si comes mejor, haces ejercicio, te desin-
toxicas y buscas equilibrio tanto físico como emocional, estás
haciendo más lento y aun revirtiendo el proceso de envejecimiento.
Es posible. ¡Puede hacerse! Tienes el poder de lograr éste que es
uno de los deseos más antiguos de la humanidad.

¡Puedes ser tu propia Fuente de la Juventud!

¡Conclusión!

- El movimiento por la salud ha cambiado la forma en que
  la gente habla sobre la comida y el estilo de vida.
- Ha habido una explosión de enfermedades crónicas y
  cáncer.
- Se necesita disciplina para cambiar tu paladar y aprender a amar la comida que te ama a ti también.
- Una dieta natural tendrá como resultado un cuerpo saludable y fuerte.
- La percepción puede cambiar, y tu paladar puede ser
  reprogramado.
- Los grandes ladrones de la salud son los alimentos procesados, la cafeína, el azúcar, la carne roja, los productos
  lácteos, el alcohol y el cigarrillo.
- Las vacas son alimentadas a la fuerza con granos alterados químicamente, la hormona de crecimiento humano
  (HGH por Human Growth Hormone), antibióticos, y restos de otros animales.
- Una gran porción de tu dieta debería consistir de ali-

mentos crudos, tales como frutas y verduras, para complementar los alimentos cocidos.

- Eliminar los lácteos puede cambiar tu vida.
- Los alimentos húmedos son las frutas y las verduras con un alto contenido de agua.
- Nuestros cuerpos están siempre buscando el equilibrio.
- Los alimentos centrados tienen una base vegetal y son altamente nutritivos y matan el impulso a comer alimentos extremos.
- Es mejor evitar alimentos que sean difíciles de digerir.
- Nunca bebas más de dos bebidas alcohólicas cada vez o más de cinco bebidas alcohólicas por semana.
- ¡Cambiar tu dieta puede cambiar dramáticamente tu salud!
- Las industrias médica y farmacéutica tienden a menospreciar el rol de la dieta y el ejercicio como remedio para la hipertensión, el colesterol alto y otras enfermedades como el cáncer y la diabetes.
- Los médicos son reacios a creer que la dieta juega el rol más grande en la prevención de enfermedades porque eso minimiza su propia importancia.
- Adopta una actitud de salud práctica.
- Conoce tu presión arterial, peso, IMC (BMI) y nivel de colesterol.
- "La normalidad" es lo que está matando a los Estados Unidos de América.
- El tiempo es un gran regalo que le permite a uno reemplazar las células dañadas, eliminar la carga tóxica y curarse para así vivir una vida más saludable.
- Se puede engañar al mundo con la cirugía plástica, pero no a tu cuerpo.
- Para regresar a tu estado más saludable debes renunciar

a las conductas que te deterioran y desgastan el sistema inmunológico.

- Los químicos y contaminantes en el agua de la canilla ayudan a acelerar el proceso de envejecimiento.
- Consume al menos una onza de agua fresca, rica en minerales por cada dos libras de peso corporal por día.
- Un cuerpo adecuadamente hidratado funciona mejor.
- Desintoxicarte es necesario para eliminar los efectos adversos de años de vida en los Estados Unidos de América.
- Los masajes linfáticos limpian tu repositorio de toxinas, el sistema linfático.
- Desintoxicarte mejora el funcionamiento y la longevidad del hígado y fortifica el sistema inmunológico.
- La mala salud dental significa mala salud.
- El ejercicio es uno de los métodos de desintoxicación más efectivos.
- Un masaje de tejido profundo empuja a las toxinas retenidas en la piel a la superficie de modo que puedan ser eliminadas a través del sudor.
- La exfoliación, el rebote y los saunas infrarrojos son procedimientos de desintoxicación efectivos.

Cuatro

PREPARA TU ENTORNO PARA GANAR

Cuando recién comencé a trabajar como actriz, conocí a montones de actores que se quejaban de las dificultades para encontrar trabajo. Los actores que eran más exitosos, por otro lado, los que trabajaban regularmente, eran aquellos que trataban el negocio del espectáculo como un negocio. Miraban su carrera holísticamente y equilibraban su energía entre ser creativos y ser empresariales. Mucha gente talentosa se rehusaba a manejarse de ese modo. Ponían más atención en el arte en sí… ¡la parte divertida! Eso es importante también, pero no tan importante como el aspecto empresarial. Es como el viejo dicho, "El talento es sólo el 10 por ciento". Hay mucha gente dotada por ahí que nunca logra sus objetivos porque no saben cómo empaquetar, vender o promocionar lo que tienen para ofrecer.

Cuando organizas tus audiciones, clases, entrevistas, contactos, amigos, red de trabajo y las demás cosas como una persona de negocios, comienzas a tener una visión más clara de tus objetivos. Cuando comencé a manejar mi carrera de ese modo, comencé a conseguir trabajo regularmente, lo que me condujo a un camino exitoso en ella. He descubierto desde entonces que esta perspectiva empresarial funciona para cada aspecto de la vida si realmente quieres encontrar una dirección y lograr un progreso tangible. Funciona incluso para la salud y el estar en forma. En realidad, ¡funciona muy bien!

Piensa en este capítulo como un taller sobre negocios para tu salud. Comienza mirando todo el proceso de hacer dieta, la salud y estar en forma como si estuvieras comenzando tu propia pequeña empresa, y el producto que estás manufacturando es un *tú* más nuevo, más saludable, mejor organizado, más motivado y más sexy.

Puede ser que quieras comenzar este proceso eligiendo un nombre imponente para tu empresa —un nombre que signifique mucho para ti. Elegir un nombre y elaborar una frase que sea tu misión te ayudará a tomar todas las decisiones sobre tu "negocio". Cuando les pedí a los miembros de Marilu.com que hicieran esto para una clase de enero, cada uno de ellos pudo identificar qué quería lograr ese año. Por ejemplo, nombres como "¡Sin excusas!" o "¡Alístate!", te dicen instantáneamente cada vez que los lees cuál debería ser tu objetivo para cada decisión que tomes. Concéntrate en el nombre que elijas cada vez que apagues las velitas sobre tu torta de cumpleaños y cada vez que necesites recordarte qué es lo más importante en tu vida.

Ahora, si tú realmente fueras a organizar tu propio negocio, una de las primeras cosas que harías es organizarte para lograr eficiencia. Usemos por ejemplo el negocio más básico de todos —una venta de garaje. Es sólo un escalón más arriba de un puesto de limonada. La mejor forma de comenzar a organizar una venta de garaje es evaluando tu inventario (que debes conservar, vender o tirar), haciendo una estrategia de promoción (carteles, avisos en el periódico, el boca a boca), y reuniendo tus materiales (etiquetas, estantes, carteles) y todos los otros elementos que estarás usando para categorizar, exhibir y vender los objetos que ya no quieres, en forma efectiva.

Del mismo modo, lo primero que debes hacer para desarrollar, producir y mantener lo más eficientemente posible un tú más nuevo, más en forma, más saludable, es organizar tu entorno del modo que ofrezca más ventajas para la concreción de tus objetivos. Tienes que preparar tu entorno para *ganar*. Y la mejor forma de lograr eso es hacer de todo tu entorno un *taller de salud*. Si una fábrica es diseñada para producir guantes, entonces no hay forma de que produzca eficientemente camisas. Si el ambiente de tu hogar no está diseñado y construido para hacerte saludable, es muy poco probable que *estés* saludable, o al menos tan saludable como quieres estar.

Si lo construyes, te convertirás

El problema más grande para crear una "fábrica" de salud es que el espacio de trabajo y de vida y las necesidades para el estilo de vida de cada uno son diferentes. Sería maravilloso si pudiésemos comprar la perfecta cocina "salud" de IKEA y armarla durante el fin de semana. Tu espacio y situación tienen que ser analizados cuidadosamente y el plan de organización debe ser ejecutado correctamente si realmente quieres un entorno que funcione adecuadamente y dure indefinidamente. Dependiendo de cuán organizado o desorganizado esté tu espacio vital en este preciso momento, un proyecto como éste puede parecer abrumador al principio. Generalmente hay mucho que hacer y es difícil saber por dónde empezar.

Tu rutina matutina

El proceso de volverse saludable no existe en el vacío. Cuando comienzas una dieta, no es sólo la comida en tu refrigerador; es también cómo miras tu guardarropa, tu cocina, tu dormitorio y todo lo demás. Para lograr que te vuelvas verdaderamente saludable, el paquete entero tiene que funcionar bien y en coordinación. Mantener tu salud es realmente un proceso de veinticuatro horas por día, de modo que comencemos con la primerísima cosa con que comienzas tu día —tu rutina matutina. Puedes tener las mejores intenciones, la mejor comida en tu refrigerador y tu rutina de ejercicio lista, pero si no comienzas tu mañana con el estado mental correcto, el día entero puede descarrilarse. Puedo ver con mis propios niños que cuando nuestra mañana transcurre tranquilamente, el resto del día transcurre tranquilamente, y no tenemos que correr para apurarnos más tarde. Es como con los pacientes en el consultorio de un médico. Si el primer paciente llega tarde, todo el horario se descarrila. La forma en que comienzas tu día puede hacer o deshacer lo que queda de él.

¿Cómo te despiertas todos los días? Si tuvieses que decir cómo es tu personalidad en la mañana, ¿qué dirías? ¿Te despiertas como si te hubieran disparado de un cañón, te arreglas rápidamente como puedes y sales por la puerta? ¿Te despiertas lentamente y te sientes estafado si no puedes tomarte tu tiempo? ¿O necesitas una taza de café enorme para siquiera *tener* una personalidad?

Piensa en tu rutina matutina actual. ¿Ayuda a los nuevos hábitos saludables que estás tratando de crear para ti mismo? ¿O tu rutina se está convirtiendo en un impedimento? ¿Cómo has organizado tu tiempo y cómo puedes mejorarlo? ¿Puedes encontrar fácilmente todo lo que necesitas? ¿Qué sucede con tu maquillaje, cabello, ropa? ¿Tu cuarto de baño? ¿Tu desayuno? ¿Tus ejercicios? ¿Tus chicos? La buena salud comienza en la mañana y es importante descubrir qué está funcionando y qué no.

Alarma de sueñecito

No me cabe la menor duda de que la mayoría de ustedes disfruta de tener esos pocos minutos extra que te da el botón de sueñecito en tu reloj despertador, pero parte de la organización de la rutina matutina es evaluar si ese sueño extra está consumiendo tu tiempo de preparación. ¿Estás perdiendo debido a ese sueñecito? ¿O el tiempo de más en tu cama te mantiene recargado y listo para salir? Tal vez aprietas el botón a la mañana para compensar el hecho de que te quedas hasta demasiado tarde la noche anterior. Si es así, cambia tu hora de ir a dormir de modo que estés bien descansado sin la alarma de sueñecito y todavía tengas tiempo a la mañana.

Tal como sabes exactamente dónde bajar tu mano de un golpe para presionar la alarma de sueñecito, debes saber exactamente dónde están las cosas que necesitas a la mañana. Tú sabes qué es absolutamente esencial para poder hacer todo, de modo que considera ubicar esas cosas afuera la noche anterior o hacer un "área de la mañana" específica. Es muy difícil seguir un horario si constantemente tienes que buscar las cosas que necesitas. Piensa en el camino que haces para reunir todas las cosas a la mañana. ¿Es fácil y cómodo para ti moverte desde tu cama hasta el lugar donde te cepillas los dientes o cualquiera que sea tu próxima actividad? Asegúrate de que todo esté ubicado para lograr un manejo óptimo del tiempo. No quieres pasar la mayor parte de tu mañana caminando por tu casa tratando de hacer todo o pateando las escaleras de arriba a abajo porque nada de lo que necesitas está en el piso correcto. Es mejor que encuentres otra forma de hacer ejercicio.

Gente mañanera

Yo sé que soy una persona mañanera. Me gusta despertarme, hacer cosas y disfrutar del poquito de tiempo "mío" que tengo antes de que todo el resto de la casa se despierte. Esto es esencial para mí, para tener un buen día, y sé que no soy la única con esta necesidad. Sin embargo, para tener ese tiempo a la mañana, necesitas asegurarte de que tu estilo de vida es adecuado para ti. Antes que nada, si planeas levantarte temprano, debes asegurarte de irte a dormir a una hora apropiada. Debes estar seguro de que no estás destruyendo tu día al dormir menos de lo necesario. En mi libro *Total Health Makeover* dediqué un capítulo entero a la importancia de dormir bien en la noche, porque nada puede hacerte sentir más saludable, más inteligente, más joven y delgado. Lo creas o no, la falta de sueño puede hacer que sea imposible perder peso y puede en realidad promover la obesidad.

Prepara tu cocina —¡para ganar!

Cuando niña en mi casa en Chicago mis cinco hermanos y yo pasábamos al menos el 60 por ciento de nuestro tiempo en la cocina. En la mayoría de los hogares, la cocina es el centro de todo el tráfico y el caos. Y cuando se trata de tu salud, la cocina es, sin dudas, la habitación más importante en la casa. Es donde almacenas tus alimentos y preparas tus comidas y donde la mayoría de las familias come. Por esta razón, es esencial que tu cocina funcione eficientemente. He descubierto que el mejor método para crear un funcionamiento tranquilo de la cocina es acercarse a ella metódica y cuidadosamente.

El primer paso es concentrarte en qué es lo que más quieres lograr. Estudia tu cocina e imagínate cómo quieres que luzca y funcione. Haz esto con un lápiz en la mano y toma nota de todos tus pensamientos. Toma nota de todas las cosas que no te gustan de tu cocina también. No temas expresar tus pensamientos más triviales sobre ella. Siempre puedes ignorarlos después, pero a veces es importante sacártelos del cuerpo. Aquí hay algunas sugerencias para comenzar:

Problemas:

- Todo en mi cocina está desordenado. Con frecuencia no puedo encontrar algo que no he usado por algunos meses. Necesito un lugar destinado para cada cosa de modo que siempre sepa dónde ubicarlo todo.
- Tenemos poco espacio sobre los mostradores y necesitamos encontrar formas de usar el espacio más eficientemente.
- El horno es demasiado pequeño.
- Sé que hay productos en la cocina a los que se les ha pasado la fecha de vencimiento, pero no he tenido la oportunidad de revisarlos y tirarlos.
- Carezco de algunas ollas y sartenes que harían que la preparación de los alimentos fuera más eficiente.
- Los chicos han estado usando la cocina para hacer la tarea escolar y otras actividades que deberían hacerse en otro lado.
- Los mostradores, las cortinas y las puertas de las alacenas necesitan ser reemplazados o vueltos a revestir.
- Me resulta difícil limpiar todo después de cada paso en la preparación de un plato.
- Necesito organizar mis envases plásticos de almacena-

miento para no desperdiciar restos de comida al cubrir todo con papel de aluminio.

- Necesito un lugar para almacenar mejor las bolsas de basura.
- El lavaplatos es ineficiente y no deja las cosas limpias, de modo que finalmente termino lavándolas a mano.
- Hay químicos dañinos y productos de limpieza en mis estantes o debajo de la pileta que podrían ser peligrosos para mi familia. Tengo que leer las etiquetas de advertencia y ubicar los productos más peligrosos en un lugar seguro y en gabinetes a prueba de niños.
- Mi familia come comida chatarra porque es más conveniente que los alimentos frescos, naturales e integrales que son vitales para una salud óptima. Necesitamos crear un sistema que haga de lavar, cortar y trozar las frutas y verduras algo sencillo —y que haga que la limpieza sea fácil. (No deberían existir excusas para ingerir bocadillos empaquetados con mala reputación que se pueden poner en el horno microondas.)

Oportunidades

- Utilizar *todo* el espacio disponible.
- Saber dónde está cada cosa.
- Tener todo al alcance de la mano: platos, cuchillos, utensilios, cacerolas, sartenes, guantes para horno y electrodomésticos.
- Mantener los aceites y las especias para cocinar limpios y organizados.
- Organizar el refrigerador de modo de poder ver fácilmente los alimentos que tienen un tiempo de almacena-

miento corto. ¡Voy a tener mucha verdura saludable en el refrigerador y no quiero desperdiciarla!

- Organizar y descongelar el congelador. Mantener bolsas de congelador plásticas a mano para que los alimentos no se echen a perder en el congelador.
- Organizar un sistema de limpieza eficiente. Esto es esencial para el funcionamiento de mi nueva cocina.
- Apartar a la familia de la comida chatarra rodeándola de las verduras más saludables y frescas, garbanzos y granos.

Después de haber pasado unos días con tu lista, piensa en varias de las comidas que planeas preparar y qué tipo de procedimientos de limpieza serán necesarios. Reúne las recetas de comidas que siempre has querido preparar pero no te has molestado porque prepararlas y luego limpiar todo parecía demasiado complicado. Imagínate que estás diseñando tu cocina para que funcione como un pequeño restaurante y necesitas preparar comidas rápidamente. ¿Qué necesitarías hacer para cambiar tu disposición? Cuando llega el momento, a menudo elegimos el camino fácil en cuanto a qué preparar, pero si los platos que considerábamos exóticos antes son rápidos de preparar, tendrás mayores posibilidades de hacerlos. Pueden haberte faltado utensilios y eso te ha impedido cocinar estos platos.

Por ejemplo, si fueras a elegir una amplia variedad de platos que nunca has preparado antes, o si fueras a dirigir un pequeño restaurante donde se sirva comida saludable, podrías necesitar algunas de estas cosas:

- Tres cuchillos básicos: de chef, dentado y de pelar
- Tres tablas de cortar: una para la proteína animal, una

para las frutas y las verduras, una para los alimentos olorosos
- Un buen colador
- Una olla de vapor
- Un rallador
- Un pelador de verduras
- Especias frescas y secas
- Una máquina Vita-Mix (funciona con alimentos húmedos o secos y puede cocinar o congelar alimentos en segundos)

Hacer una lista práctica como ésta de las cosas que quieres es realmente la mejor forma de tener una visión completa de qué necesitas y qué hay que reemplazar en tu cocina. La visión de tu futura cocina debería estar haciéndose más clara ahora. Sigue remitiéndote a esta lista para lograr que tu visión sea más clara y para que te inspire con otras ideas. Ahora estás listo para ponerte en acción.

Mi primer paso, y mi favorito una vez que me pongo en acción, es tirar o mover todo lo que no pertenece a la cocina. ¡Me encanta hacer eso! Se siente tan bien sacarse de encima cosas como productos alimenticios vencidos, alimentos chatarra, cosas que no pertenecen a la cocina como pelotas de béisbol, perchas, correo, cepillos para el cabello y distintas tonterías. Ya puedes sentir el progreso que vas logrando al ver cómo se libera espacio. Haz que éste sea el primer paso. Probablemente tendrás que hacerlo nuevamente con más dedicación, pero es importante dar un primer paso para que las cosas se muevan y se libere un poco de espacio. A mí siempre me gusta trabajar en el sentido de las agujas del reloj porque me da una sensación de dirección. Puedes controlar fácilmente lo que has hecho y lo que todavía tienes que hacer. Es importante ajustarse a un orden específico y sistemático de modo que puedas controlar fácilmente lo que has hecho y lo que no.

A medida que avanzas, mantén dos elementos bien al lado tuyo: un contenedor para basura y una caja de cartón para ubicar las cosas que pertenecen a otras habitaciones, tales como prendas de ropa, herramientas y pinturas de los niños. La cocina debería estar reservada sólo para la comida y las cosas conectadas con la comida. He encontrado algunos elementos extraños a través de los años cuando he hecho estas grandes reorganizaciones de cocinas para mis amigos: raquetas de tenis, trofeos de bowling, mancuernas, un mazo de cartas, ya sabes —¡hasta ropa interior! (¡Todos sabemos que eso va en la guantera del auto!)

Por supuesto, ¡lo que va en el contenedor de basura tíralo! Uno de mis dichos favoritos es, "¡Cuando hay duda, a la basura!" Haz de él tu mantra. No permitas que pensamientos sentimentales se adueñen de ti y te hagan bajar la velocidad, especialmente si tienes reputación de guardador. Eso es probablemente lo que te metió en problemas en un principio. No conserves nada que sepas que no es saludable. No trates de ahorrar dinero comiendo algo que ya has comprado y todavía quieres consumir por el dinero que gastaste en él. Nunca escatimes cuando se trate de tu salud, porque nada es más valioso. Y nunca comprometas tu salud porque tu cocina está abarrotada.

Una vez que te has liberado de la basura y vuelto a poner en su lugar todo lo que necesitas saca tu lista nuevamente y reevalúa tu cocina ahora que hay más espacio con el que trabajar, lo cual puede cambiar tu visión final. Debería ser más fácil ahora elegir lugares específicos para cada cosa, pero primero piénsalo detenida y lógicamente de modo que no tengas que seguir mudando las cosas de lugar. Mis tres reglas de oro para la organización y eficiencia son:

- Cada elemento debe tener su propio lugar específico.
- Cada elemento debe siempre ser devuelto a su lugar específico inmediatamente después de haber sido usado y/o lavado.
- Nunca abandonar una habitación con las manos vacías.

Como ya he dicho, todo se trata de preparar tu entorno para ganar —y la cocina es el corazón de un entorno ganador. Si tu cocina está organizada, nunca comprarás el mismo elemento dos veces porque no pudiste encontrar el primero, y rara vez tirarás comida en mal estado porque estaba sepultada debajo de otros alimentos. Explícale a tu familia lo que estás tratando de lograr. Tienen que darse cuenta de lo importante que es para ti *y* para ellos. Las cosas necesitan quedarse en su lugar para que todo funcione, pero cuando el lugar que estableces para un elemento tiene sentido, otros miembros de la familia generalmente respetarán eso y lo devolverán a su lugar correcto también.

Aquí te doy algunos pensamientos finales para tener presentes mientras diseñas tu recientemente organizada cocina:

- Organiza por categoría, de modo que siempre sepas dónde encontrar todo (platos, cubiertos, envases de plástico, cosas de los chicos, etcétera).
- Ubica los elementos que se usan con frecuencia en un lugar fácil de alcanzar.
- Ubica algunos elementos que son usados en tándem uno cerca del otro (sostenes para ollas cerca del horno y la cocina, etcétera).
- Establece un lugar para tus utensilios de modo que puedan ser encontrados con facilidad (los utensilios más pe-

queños como los peladores y abridores de lata en su
propio espacio, separados de los más grandes).
- Ten presentes las dimensiones de tu refrigerador y
horno, de modo que compres siempre sartenes, productos y cantidades del tamaño correcto.

Prepara tu baño —¡para ganar!

Después de la cocina, la habitación más importante para hacerte
cargo de tu vida y salud es el baño. De acuerdo a una encuesta hecha para American Standard, el americano promedio pasa aproximadamente treinta y cinco minutos en el baño por día, ¡y eso es un
poco menos que 13.000 horas por año! Sucede también que el baño
es la "sala de lectura" para el 42 por ciento de los adultos. Como
con todo lo demás en tu casa, es importante mantener el baño limpio, organizado y funcional. Es un epicentro de actividad, como lo
son la cocina y la sala de estar (si bien es cierto que es un *tipo* de epicentro diferente). Para algunas personas, es un lugar de escape aun
mejor que sus propios dormitorios, ¡especialmente para aquellos
que tienen chicos que disfrutan de golpear la puerta del dormitorio
constantemente y de hacer mucho ruido! Típicamente, el baño es el
primer lugar al que vas en la mañana y el último lugar al que vas por
la noche, que no sea tu dormitorio, por supuesto. Es sencillo de ver
por qué es importante mantener esta área eficiente y organizada.

Para empezar, evalúa tu baño como una totalidad. Míralo objetivamente, como si lo estuvieras viendo por primera vez. ¿Es el
baño de un ganador? Abre cada cajón y gabinete. Define las áreas
problemáticas. Podría ser cualquier cosa, desde cajones desordena-
dos a estantes rotos, espejos partidos o artefactos de luz dañados.
¿Qué necesita ser arreglado primero? Haz una lista de todo lo que
se necesitas hacer y luego prioriza. Incluye en esta lista los elemen-

tos que necesitas y no tienes. Cuando comiences a crear una estrategia ganadora para tu baño, decide qué elementos usas a menudo y determina el lugar más ingenioso para ubicarlos. La pasta dental debe estar al lado de la pileta, el champú y el jabón cerca de la bañera y ducha, el maquillaje cerca del espejo magnificador, etcétera. Al diseñar un plan, piensa en tu grupo familiar. ¿Con quiénes compartes el baño? Si eres casado o casada, o estás viviendo con alguien, piensa cómo hacer una pequeña área en el baño sólo para él o para ella. La misma estrategia debería aplicarse a ti mismo y a tus chicos, si los tienes.

El gabinete del baño

Una vez que hayas tomado notas, definido las áreas problemáticas de tu baño y diseñado un plan, es hora de poner todo práctica. Revisa cada uno de los productos de tu baño. Revisa si están secos, si huelen rancios y busca las fechas de vencimiento, particularmente de los medicamentos. (A veces serás afortunado y otros productos que no son medicamentos tendrán fecha de vencimiento también, pero no cuentes con eso.) Luego, limpia *todo* con un trapo —botellas, frascos, estantes, etcétera. Trata de "casar" los productos para maximizar el espacio. Pon los productos químicos peligroso bajo la pileta del baño (o mejor aun, conviértete en naturista y sácate de encima esos químicos peligrosos), y si tienes niños, asegúrate de tener una cerradura de seguridad para niños en los cajones y las puertas. Cuando pongas todos tus productos de vuelta en los estantes y en tus gabinetes, acomódalos de acuerdo al tipo y al tamaño.

El área del maquillaje

Para la mayoría de las mujeres, el maquillaje es una parte esencial de sus vidas. En un mal día, puede esconder imperfecciones y hacerte sentir atractiva, ¡y en un buen día, puede acrecentar tu encanto y hacerte sentir sexy! Por lo tanto, es importante tener un espacio destinado para el maquillaje. También es imprescindible tener una fuente de luz natural de frente y mantener los colores del baño en el mismo tono natural. (¡Ni naranja oscuro ni azul fluorescente!) Un espejo no combado magnificador es esencial, y asegúrate de ubicarlo en el ángulo apropiado para poder usarlo manteniendo una buena postura. No puedes de ninguna manera lucir bien si estás maquillándote encorvada en la oscuridad.

Como probablemente ya sepas, los diferentes tipos de maquillaje tienen diferentes tiempos de duración en el estante. Tengo sombra para ojos que he conservado por años, pero el rímel debe ser tirado a la basura regularmente. Tira todo lo que se ha resquebrajado, ha cambiado de color o huele "en mal estado". Ten presente lo siguiente:

1. El rímel tiene que tirarse a la basura cada tres o cuatro meses.
2. Los lápices para maquillarse duran entre seis meses y un año.
3. El lápiz labial se mantiene en buenas condiciones durante uno o dos años.
4. El rubor o la sombra para ojos dura de uno a dos años.

Cualquier producto que puedas y quieras conservar debería ser probado en tu tono de piel a la luz natural. Limpia con un trapo todos los frascos y recipientes, incluyendo los últimos rinconcitos interiores y las ranuras, y limpia o afila la punta de cada lápiz labial, disimulador y lápiz de ojos. Finalmente, comienza a guardar todo de una forma organizada. Puede ser que tengas que hacer algunos cambios e invertir en extras como canastas, divisores o unidades para guardar cosas, pero todo lo que puedas hacer para mejorar la organización y eficiencia de tu baño te beneficiará a largo plazo.

Prepara tu guardarropa —¡para ganar!

El guardarropa no es sólo un lugar de almacenaje, está también directamente conectado con tu estilo personal y con la forma en que te presentas al mundo exterior. Es literalmente **el lugar** más importante cuando se trata de vivir bien la vida. ¿Tu guardarropa luce más como el de Carrie Bradshaw o el de Terry Bradshaw? ¿Puedes encontrar todo? ¿Todo te queda bien? Con un guardarropa organizado, no tendrás que desperdiciar valiosos minutos tratando de pensar en algo que ponerte. ¡Esa media hora extra en la mañana podría ser utilizada para hacer ejercicio en vez de pasarla buscando algo que te haga *lucir* delgado o delgada! Comienza por evaluar tu espacio atestado de cosas y tu espacio disponible, y quita todo lo que no se relacione con la ropa. Luego tira o dona lo siguiente:

1. Cualquier prenda que sepas que no usarás nunca.
2. Prendas que usas sólo el día de la lavandería, el día de las reparaciones o cuando la casa está siendo pintada. (Conserva uno o dos conjuntos pero no un guardarropa completo).
3. Tus prendas de cuando tenías sobrepeso que nunca más volverás a necesitar.
4. Regalos que no te gustan pero que te hacen sentir culpable si te desprendes de ellos. Regálalos y haz feliz a otra persona.

Toma todos los accesorios (carteras, cinturones, zapatos y corbatas) y haz cuatro pilas:

1. Conservar y organizar
2. Reparar
3. Regalar
4. Basura

Después de que hayas aliviado tu pobre guardarropa de todos esos trastos, comienza a organizarlo. Ordena las prendas por categorías (pantalones, blusas, faldas, trajes, zapatos) en sus respectivas secciones separadas. Si tienes dos prendas iguales, entonces quédate con la mejor opción. Nadie necesita dos chaquetas negras descoloridas, de modo que conserva la mejor y dona la otra.

Segundo, ¡piensa en el estilo! Si tienes ropa que no tiene forma, sácatela de encima. Si son de una época específica y tienen carácter, crea una sección de ropa *vintage* para sólo las mejores prendas. Recuerda, la moda está cambiando constantemente. Lo que era aceptable —aun glamoroso o sexy— un año, probablemente sea Goodwill chic hoy. Mantén tu estilo actualizado pero esencialmente personal. Sostén tus prendas contra varios tipos de luces para ver qué colores funcionan bien con tu tono de piel. Pruébate cada prenda de ropa aceptable, si hay tiempo, y bota a la basura lo que no funciona. Cuando tengas duda, ¡a la basura! Para los zapatos, ubica el zapato derecho con la punta hacia afuera, y el izquierdo con el taco hacia afuera, de modo que puedas ver la altura del taco y el estilo de la punta al mismo tiempo. Haz una cita con el zapatero. No sólo es gratificante ver tus zapatos favoritos con nueva suela y brillantes, sino que también te ahorras dinero.

Vuelve a colgar todas las prendas con perchas del mismo color. Esto no es obligatorio, pero ayuda a mantener tu guardarropa organizado. Puede ser que también quieras cubrir con plástico el tubo de donde cuelgas la ropa para que de ese modo las perchas se deslicen con mayor facilidad.

Después de que hayas terminado tu cocina, baño y guardarropa, es hora de comenzar con el resto de la casa y de tu entorno. Aquí hay algunos consejitos rápidos para ayudar a guiarte:

Prepara tu dormitorio —¡para ganar!

Tu dormitorio debería ser un lugar para dormir, descansar, estar a solas y ¡compartir momentos "íntimos" con tu compañero o compañera!

- ¿Usas el espacio de tu dormitorio de manera eficiente? No quiero entrar en tu privacidad; estoy hablando más sobre el área fuera de la cama. Del mismo modo que hiciste en tu cocina, sácate de encima todo lo que no pertenezca al dormitorio.
- ¿Lees o miras televisión antes de dormir o simplemente te duermes? ¿Hay ruidos o luces que te molestan?
- Para aquellos de ustedes que tengan pareja, compartir una cama con alguien generalmente es un acuerdo mutuo, de modo que asegúrate de que las dos partes sepan cuál es su lado de la cama. También es importante llegar a acuerdos sobre temas tales como la temperatura de la habitación, la iluminación, colcha o sin colcha, aparato de televisión o sin aparato de televisión y colchón firme o blando.

Un último pensamiento: pasas al menos un tercio de tu vida en la cama, de modo que no temas gastar más por calidad cuando compres un colchón, sábanas o ropa de cama. Dicen que nunca se debe tratar de ahorrar dinero al comprar alguna de estas tres cosas: neumáticos, zapatos y colchones. Muy rara vez sucede que no estés apoyándote en alguno de ellos.

Prepara tu garaje —¡para ganar!

El garaje es una parte integral de tu entorno ganador. ¿Cuántos de ustedes tiene un garaje para dos autos que sólo alberga uno? ¿La otra parte del garaje es para estacionar tus trastos? Limpiar el garaje puede ser muy gratificante porque generalmente libera un montón de espacio para almacenar las cosas que no tienen lugar en la casa. ¡Así que empecemos!

- ¿Cuánto espacio tienes atestado de cosas y cuánto espacio tienes disponible?
- Prepara tres o cuatro contenedores grandes o cajas y clasifica las cosas que vas a tirar, reubicar, cambiar de lugar para almacenar, reciclar, regalar o donar.
- Diseña un plan para arreglar las cosas que permanecerán en el garaje: accesorios del auto, elementos para almacenar para el tiempo frío o caluroso, decoraciones, ropa de una determinada época del año, elementos de limpieza o, bombitas de luz, herramientas, elementos para practicar deportes, provisiones para jardinería y cualquier otra cosa que sea mejor dejar en el garaje.
- ¿Tienes materiales peligrosos que están siendo guardados o que necesitas guardar? ¿Hay una habitación donde puedas almacenar con seguridad cosas como restos de pintura o aceite para el auto? Contáctate con el departamento de residuos local para determinar cómo deshacerte de forma segura de los productos químicos viejos que es poco probable que necesites.
- Almacena todas las botellas de agua en un área fresca. Las botellas de agua expuestas al calor despiden dioxinas que contaminan el agua. También revisa la fecha de

vencimiento del agua embotellada y recicla cualquier botella con fecha vencida.

Prepara tu medio de transporte —¡para ganar!

Como todo lo demás en tu vida, tu auto dice mucho acerca de ti. Ten presentes estas preguntas:

- ¿Estás haciéndole el mantenimiento a tu auto? No sólo te concentres en cambiarle el aceite, aunque eso sea lo más importante. Mantén la presión de las llantas y los fluidos de acuerdo a las especificaciones adecuadas. Es casi tan importante mantener tu auto como mantener tu cuerpo. De hecho, ¡todos conocemos a hombres que tratan a sus autos mucho mejor que así mismos!
- ¿Tu baúl está lleno de basura? ¡Esta vez estoy hablando de tu *auto*, no de tu trasero!
- ¿Cómo puedes maximizar tu tiempo mientras estás conduciendo el auto? ¿Estás perdiéndote oportunidades tales como escuchar libros en discos compactos o aprender un idioma?
- ¿Tienes tendencia a enfurecerte mientras conduces? Si es así, ¿cuáles son algunas formas de reducir el estrés? Trata de partir más temprano, planea una ruta mejor, escucha música relajante y recuerda respirar profundo. Discutiremos esto en detalle en el capítulo 9.
- Si estás partiendo hacia un viaje largo, ¿tienes todos las provisiones necesarias tanto para ti mismo como para el auto? La mayor parte de estas cosas deberían estar en tu baúl siempre para emergencias: una rueda de auxilio, aceite extra, toallas, una cámara desechable o cámara

de teléfono celular por si la necesitas en caso de un acci-
dente, ropas abrigadas y dinero.

Si tu entorno está preparado para ganar, *¡ganarás!* Piensa en los
negocios que funcionan sin complicaciones y tienen todo en su lugar. Automáticamente crees en ellos porque supones que operan
eficientemente. Ocurre lo opuesto cuando entras en la sala de ex-
hibición, oficina o garaje de un negocio que está desorganizado y
sucio. Lo mismo se aplica a tu cuerpo y tu salud. Tu vida es demasiado importante. Trata a tu salud y a tu vida como a un negocio de
la lista Fortune 500 y siéntete orgulloso del resultado —¡tú y tu
familia!

¡Conclusión!

- Ocúpate de tu salud como si fuera un negocio.
- Los negocios exitosos están bien organizados.
- Analiza tu personalidad y ritual matutinos.
- La cocina es el eje de un entorno saludable y ganador.
- Todo debe tener un lugar específico.
- Nunca comprometas tu salud por desorden.
- Nunca dejes una habitación con las manos vacías.
- Tu estilo depende de la eficiencia de tu guardarropa.
- Tu dormitorio debería ser un lugar para dormir, descan-
  sar, estar a solas y para el sexo.
- Un garaje puede jugar un rol clave en un entorno
  ganador.

Cinco

EL ROL DE TU VIDA

A lo largo del año enseño varias clases en línea sobre estilo de vida, dieta y forma física. Tal vez la clase más impactante ha sido una basada en las técnicas que he aprendido como actriz. Llamo a esta clase "El rol de tu vida".

La idea se me ocurrió cuando una buena amiga mía, que es una talentosa actriz, me dijo que necesitaba ayuda para perder peso. Se había estado esforzando por un largo tiempo y simplemente no parecía estar progresando. Apelando a la actriz que hay en ella, le pregunté, "Si un guión llegara a la puerta de tu casa mañana a la mañana, y el personaje principal fueras *tú* en tu mejor versión, ¿qué harías si tuvieras tres semanas para estar lista?"

Ella dijo rápidamente, "¡Ay, Dios mío! Comería mejor, haría ejercicio todos los días, dormiría más, mi postura mejoraría y le prestaría más atención a mi pelo, ropa y maquillaje. ¡Incluso dejaría de beber vino en la noche para sentirme mejor en la mañana!" Ella siempre tuvo la habilidad de transformarse en quien quisiera representar como actriz.

De modo que yo pensé, "Si ella pudiera imaginarse que llegar a ser saludable es necesario para un personaje en una película, en lugar de para su propia vida, ¿haría mejores elecciones? ¿Por qué no hacerle creer que 'su ser saludable' es un personaje en una película?"

Cuando la mayoría de nosotros comienza un programa con el fin de perder peso para estar saludable y en forma, nuestro plan generalmente es comer menos y hacer más ejercicio. Unas semanas más tarde vemos y experimentamos resultados positivos, lo que nos hace sentir realmente bien por un corto período de tiempo, pero gradualmente volvemos a nuestros viejos patrones de conducta y volvemos al peso y la figura que teníamos antes de empezar. Este patrón es universal. La razón por la que constantemente fallamos al tratar de, hacer cambios a largo plazo es que el programa que emprendemos es temporario. Aunque nos digamos a nosotros mismos que es permanente, *inconscientemente* sabemos que es sólo temporario. La transformación por la que pasamos es el producto colateral de un ataque más que una transformación de por vida.

Piensa en la persona que más te gustaría ser —tú mismo idealizado, por así decirlo— y prepárate *a llegar a ser* esa persona como si fueras mi amiga actriz y tuvieras que interpretar ese personaje. Este capítulo ilustra algunas de las técnicas de actuación que he usado durante mis treinta y cinco años como actriz profesional —y cómo puedes usarlas para encontrar una versión saludable de ti mismo.

Una de las lecciones básicas que he aprendido es que *actuar es el arte supremo de la transformación*, y el proceso de esa transformación viene de buscar, observar, analizar, descubrir y construir un personaje desde dentro. Tu objetivo es crear el personaje que más deseas ser. Después de establecer una imagen concreta del personaje y de hacer los ejercicios que encontrarás en este capítulo, comenzarás a actuar como ese personaje. En otras palabras, "simúlalo hasta que te conviertas en él". Tu personaje idealizado y tú finalmente se convertirán en la misma persona.

Cuando eres un actor o una actriz, estás siempre tratando de estar atento a tu comportamiento natural, de modo que cuando llega el momento de crear un nuevo personaje, estás preparado para usar lo que tienes de tu propia vida. También aprendes a determinar qué quieres desechar y qué puedes utilizar de otra fuente o persona. Los siguientes ejercicios están diseñados para acentuar la consciencia sobre tu comportamiento inconsciente, desde la forma en que te cepillas los dientes hasta la comida que comes, tu postura, la ropa que eliges, cómo le hablas a tu pareja, tus hijos o tu jefe —todo será observado. Estarás real y honestamente creando un personaje y conociéndote a ti mismo lo suficientemente bien como para convertir en ese personaje y viceversa.

La diversión real viene de saber que tú puedes desempeñar el personaje de todos los tipos de personas sin tener que convertirte en ellos. Es aceptable probar tantos como sea posible y después elegir aquellos que te atraigan. Por ejemplo, si tuvieras que "actuar" como una persona en buen estado físico ¿cómo se vería eso? ¿Te erguirías? ¿Te pararías más derecho? ¿Tendrías más elasticidad en tu paso? ¿Caminarías más decidido? Estas no son cosas difíciles de hacer. Si pruebas comportarte de ese modo, puede ser que encuentres que es lo suficientemente fácil como para hacerlo todos los días y adoptarlo como parte de tu nueva persona.

En este momento puedes estar pensando, "¡Pero yo no soy un actor o una actriz!" No te preocupes. Tú sí lo eres. En realidad, *todos* somos actores. Piénsalo. ¿Cuándo fue la última vez que tuviste que actuar? ¿Despertándote a la mañana cuando no querías hacerlo? ¿Siendo agradable con alguien que no podías soportar? ¿Yendo a una fiesta cuando todo lo que querías hacer era estar en casa en pijamas? Siempre hay ocasiones en las que tienes que actuar. Este capítulo está diseñado para ayudarte a conseguir una transformación de fondo. Es una mapa de ruta para encontrar la persona que sabes que eres capaz de ser, no sólo por un corto período de tiempo, sino por el resto de tu larga, saludable y productiva vida. De lo que se trata es de romper hábitos. Se trata de que seas más consciente de lo que haces, identificando lo que te *gustaría* hacer, para después determinar cómo acortar la distancia. Por más poco convencionales que puedan parecer algunos ejercicios, debes hacerlos. Sólo cuando llegues al punto en el que tu cuerpo y psiquis entren en contacto con lo que quieres cambiar, entonces el verdadero trabajo puede comenzar.

A nivel celular, nuestros cuerpos están programados con años de memoria muscular. Queremos cambiar, y hacemos muchos intentos para cambiar, pero para que ese cambio sea de larga duración, nuestra memoria muscular negativa necesita ser reprogramada. Muchas de las cosas que hacemos en nuestras vidas son mecánicas, y no podemos realmente hacer ningún cambio positivo de larga duración hasta que no nos pongamos en contacto con esas respuestas mecánicas que están saboteando nuestros esfuerzos conscientes. Lo mejor que puedes hacer es leer este material con una mente abierta y un espíritu dispuesto.

En otras palabras… ¡vamos a jugar!

Actúa saludablemente

Es importante hacer los ejercicios de este capítulo, y de todos los capítulos, a tu propio ritmo. Puedes ser tan detallista o tan general como te guste. Los ejercicios tienen por objetivo limpiar tu mente de modo que puedas avanzar a la próxima fase en tu viaje a una vida más saludable. El propósito de los primeros ejercicios es transportarte a un estado "neutral", de modo que no estés bajo los efectos de algo que sucedió anteriormente. Si comierzas desde cero, podrás avanzar mejor y comenzar a cambiar tu vida. Es una forma de "ablandarte" a ti mismo de modo que puedas abordar las cosas de una nueva forma. Si no te pones en "neutral" como actor, entonces no puedes "poner capas" sobre algunos de los hábitos de tu personaje.

Como actor, siempre estás tratando de comprender qué es lo que haces, o necesitas *deshacer*, de modo que no sea parte de cada personaje que interpretas.

Por ejemplo, si tienes un acento marcado, tienes que, o bien deshacerte de ese acento y sacarlo sólo ocasionalmente cuando un personaje lo requiera o tienes que usarlo para todos los personajes. Tal vez tienes un modo de lamerte tus labios cuando hablas o comes. Hasta que aprendas a no hacerlo, cada personaje que interpretes ¡será un lamedor de labios! Tuve que verme en películas varias veces antes de darme cuenta que cada vez que escuchaba atención en la película, así como en la vida real, fruncía el ceño... Odiaba la forma en que se veía en cámara, de modo que comencé a usar cinta Scotch sobre mi frente para estar consciente de mis cejas fruncidas, y eso me ayudó a romper el hábito.

Antes de comenzar los ejercicios de este capítulo, es aconsejable (pero no obligatorio) hacer que alguien te filme caminando, hablando o desde cada ángulo de modo que puedas ver cuál es tu postura. Años atrás, cuando comencé a esquiar, le pedí a alguien que tomara un video mientras yo bajaba la montaña. En mi mente, yo me sentía como una esquiadora profesional, pero cuando realmente me vi en la película, quedé impactada. ¡Parecía una principiante! ¡Mi cuerpo entero era un bloque! Sabía que quería ser una mejor esquiadora, y ese video era la prueba de que necesitaba trabajar en mi forma de esquiar. Puede ser que todavía no sea la esquiadora olímpica que soy en mi cabeza, pero al menos no soy una pelota.

Es interesante observar algo tan simple como cepillarte los dientes para examinar todas las peculiaridades que despliegas durante esa pequeña actividad. Me acuerdo cuando en mis clases de

actuación elegí esa actividad como un simple ejercicio de autoob-
servación. Me impactó darme cuenta que siempre dejaba correr el
agua, siempre me inclinaba hacia delante contra la pileta, poniendo
todo mi peso sobre una pierna y, lo creas o no, ¡siempre sostenía mi
mano izquierda levantada en el aire como un tiranosaurio! Tan
primorosa que pensaba que lucía mientras me cepillaba los dientes,
¡en realidad parecía Dino en *Los Picapiedras*! Todavía no sé por
qué levantaba la mano izquierda, pero probablemente era para
equilibrar mi mano derecha, que estaba haciendo el cepillado.
También puede haber sido para resguardarme de mis hermanos de
niña —una defensa popular. (Mi hermano Lorin, el más chico de
los seis, todavía come con su mano izquierda levantada en el aire,
¡como si sostuviera un escudo sobre su comida para defenderla del
resto de nosotros!)

Siempre es importante prestar atención a la postura porque es la
primera foto instantánea que alguien tiene de ti. Detente y piensa:
¿En qué posición estás en este preciso momento? ¿Hay alguna parte
de tu cuerpo que compensa otra? Es sorprendente cuánta memoria
muscular tenemos de la que no somos conscientes y cuánto hace
nuestro cuerpo automáticamente, todos los días, las cosas para las
que lo hemos programado.

Encontrar a la persona saludable y en forma que llevas dentro
no es tan sencillo como podrías pensar. No se trata sólo de observarte a ti mismo; tienes que observar cuidadosamente a la gente
que te rodea en muchas actividades y circunstancias cotidianas.
Presta atención a la forma en que se desenvuelven los otros también, y no temas pedir prestado uno de esos portes si es que te gustaría emularlo. (Puedes incluso probar la mala postura de alguien,
sólo para ver cuán incómodo te puedes sentir.)

Una muy buena postura equivale a un buen lenguaje corporal.
Con una postura excelente luces armonizado, equilibrado, propor-
cional y demuestras un aire de confianza. Y, aunque no lo creas, en

verdad estás ejercitándote a lo largo del día porque les recuerdas constantemente a tus músculos que estén en un estado de tensión saludable que en realidad los estimula, más que causarles estrés.

Ejercicio 1: Encuéntrate a ti mismo

El objeto de este primer ejercicio es hacer que entres en un estado de relajación neutral, de modo que sin importar lo que te suceda, tu reacción debe ser "fresca" y no "reactiva". Es importante llegar a un estado neutral de modo que puedas adoptar un nuevo personaje, que es, en este caso, tu nuevo tú saludable. Para llegar al estado neutral, es mejor comenzar conociendo tu propio instrumento, tu cuerpo.

Formúlate las siguientes preguntas, y cuando lo hagas, tómate el tiempo para pensar cuidadosamente en cada una.

¿Cómo me siento en mi cuerpo?

- Acuéstate, respira profundo y relájate, quedándote perfectamente quieto. (*Puedo sentir que mi cuerpo está tenso.*)
- Comenzando por los dedos de tus pies, aísla cada parte de tu cuerpo a medida que avanzas hacia arriba hasta lo más alto de tu cabeza. (*Puedo sentir los dedos de mis pies. Puedo sentir las plantas de mis pies. Puedo sentir mis arcos, etcétera.*)
- Presta atención a cómo te hace sentir cada parte de tu cuerpo. (*Cuando hago esto, soy consciente de que mi pierna derecha se siente menos alineada que mi pierna izquierda, y que necesito deliberadamente relajar mi hombro derecho.*)

¿Cómo se siente mi ropa?

- Como extensión de mi piel, ¿cómo me hace sentir la ropa que he elegido?
- ¿Me puedo mover cómodamente en mi ropa? ¿Me hace sentir como que me estoy escondiendo? ¿Se siente ajustada en la cintura y las piernas?
- ¿Cuál es la ropa que me hace sentir más como yo mismo? ¿Me siento como la persona que quiero ser?

¿Cuántos años tengo?

- Elige diferentes actividades para realizar este ejercicio. (*Camina a través de una habitación, levanta un objeto, sal de la cama, etcétera.*)
- Piensa cuán viejo te sientes en tu cuerpo cuando haces cada actividad. Repite la actividad como si tuvieras ochenta años. Repítela como si tuvieras dieciocho.
- ¿Qué notas acerca de las diferentes formas de comportarte? ¿Cómo afecta tu "edad" tu forma de caminar? ¿Tu postura? ¿Tu fortaleza?

¿Cuánto peso?

- Elige otras actividades para "sentir" el peso de tu cuerpo. Repite cada actividad como si fueras mucho más pesado. Repite cada una nuevamente como si fueras mucho más delgado.
- ¿Qué notas sobre tu estado físico y mental mientras experimentas con todos estos diferentes pesos?

Convertirse en otra persona no es simplemente una cuestión de "ponerse algo" o "llevar una máscara". Se trata de tener consciencia de quién eres, qué haces y las conductas que tienes. Se trata real y honestamente de saber más acerca de ti mismo (el material en bruto con el que comienzas), creando la persona que quieres ser (el nuevo tú saludable), y haciendo lo que es necesario para que te conviertas en el personaje (y el personaje se convierta en ti).

Ejercicio 2: Observa

Observar a otra gente siempre ha sido mi pasatiempo favorito, y aun de niña era algo que me gustaba hacer. Cuando observas a un montón de gente e imaginas sus historias de vida, comienzas a ver el mundo en un nivel más global. Comienzas a darte cuenta de que todos tenemos nuestras propias inseguridades, dramas personales y dilemas con nuestro cuerpo, ¡y que proyectamos mucho al mundo con la forma en que caminamos dentro de nuestra piel!

Este próximo ejercicio consiste en tomar lo que has aprendido mientras observabas tu propia conducta y luego aplicar esos poderes de observación a otra gente. Pasa el día observando cuidadosamente la apariencia y las reacciones de la gente que te rodea. Pon toda tu atención en qué necesita cada persona para mejorar. No temas ser crítico. (¡Ellos nunca sabrán qué nota les estás poniendo!) Una de las primeras cosas que probablemente notarás es cuán pobremente se sienta la mayoría de la gente. Lo mejor de detectar una mala postura en otros es que esto inmediatamente te lleva a corregir la propia. (¡Probablemente estés corrigiendo la tuya en este preciso momento!) Busca posturas que estén directamente afectadas por mala tonificación muscular, exceso de peso o una baja autoestima. ¿Cómo te sientes ante cada persona, basándote en cómo se desenvuelven?

Aunque ves un lado de la gente cuando la observas en público, todos tienen otro "sí mismo" que aparece únicamente cuando están solos. En las clases de actuación había un ejercicio llamado "momentos privados" en el cual se nos pedía que hiciéramos algo frente a la clase que normalmente haríamos cuando estábamos solos. Los estudiantes elegían un amplio rango de actividades, desde ponerse maquillaje a desvestirse —algunas de sus más íntimas actividades. El punto era sentirse cómodo haciendo una actividad personal que podrían pedirte que hagas un día frente a cuarenta miembros de una compañía o a un público de dos mil personas. De lo que se trata el ejercicio es de observarte a ti mismo primero y después de tratar de duplicar el comportamiento más natural, automático sin consciencia de uno mismo frente a un grupo de gente.

Si tuvieras que elegir un momento privado, ¿cuál elegirías? A lo largo de tu día, monitoréate lo suficiente como para identificar algo que sería difícil hacer frente a otra gente. (¿Alguno fuma o come escondido en un guardarropa?) ¡Puede ser que seas como algunos de los estudiantes que se sentían incómodos hasta leyendo un libro frente a otros! Este segundo ejercicio se trata de observar a otros, pero por "puntos extra" tal vez quieras probar un momento íntimo frente a otra persona o grupo de personas. Te hará consciente de cómo te comportas, así como también ilustrará las varias opciones que tienes disponibles a medida que creas tu nuevo personaje saludable. Como actor, cuando estás estudiando un rol, aun para una audición de diez minutos, es beneficioso darle a tu personaje cualidades interesantes de modo que tu versión de la persona sea memorable. Ya se trate de una caminata, una forma de pararse o de hablar, un cierto ritmo, o la forma de decir una línea, los directores siempre quieren que se los sorprenda.

¿Qué te hace memorable? ¿Qué es lo que la gente nota primero? ¿Es lo que *quieres* que la gente recuerde? Yo realmente creo que ninguno de nosotros tiene una idea cierta de qué es lo que los otros ven cuando nos conocen por primera vez. Lo que es maravilloso acerca de crear el rol de tu vida y construir un personaje es que te puedes dar el lujo de tener una personalidad con diferentes características. La gente sería aburrida si fuera sólo brillante y positiva todo el tiempo, de modo que tú seguramente quieres agregar alguna chispa. Crear una nueva persona es divertido cuando encuentras los rasgos de personalidad positivos y ¡luego descubres los picantes también!

Si realmente estás jugando, toma algo que observes en otros y adóptalo por un tiempo. Toma su forma de caminar, su postura, su manera de hablar, su actitud o una de sus particularidades. Prueba imitarla, no tanto para quedártela, sino para ver cómo es ser otra persona por un tiempo. Mientras que estés construyendo un tú más saludable y mejor, puede ayudar simplemente caminar como una bailarina o sonreír como un niño. Al mismo tiempo, trata de observar en ti mismo algo que hagas que no sea necesariamente atractivo, algo que si lo vieras en una película te gustaría cambiar y reemplazar por un comportamiento más deseable. Si eres encorvado o caminas con tu cabeza hacia abajo, hay formas definidas de mejorar esos aspectos negativos de tu postura.

Como actor, cuando estás estudiando un personaje, generalmente comienzas usando lo que puedes de tu propia vida y comienzas a poner capas en los comportamientos del rol. Finalmente, te vuelves emocional y psicológicamente ese personaje, de modo que tú y el personaje se vuelven inseparables. Dependiendo de la extensión de la grabación o del tiempo en que una obra esté en cartelera, aprendes después de un tiempo cómo ir y venir entre tú y tu personaje, pero siempre hay aspectos de tu personaje que viven en ti mientras estás haciendo el papel. Yo sé que cuando estaba haciendo de Roxie Hart en el espectáculo de Broadway, *Chicago*, el coreógrafo Bob Fosse estaba siempre en mi cuerpo, ¡y me llevó un buen año sacarlo de allí dentro! Además de estar entrenada en la técnica Fosse para hacer mi trabajo, también me descubrí a mí misma agregando un montón más de ropa negra provocativa a mi guardarropa y moviéndome de forma diferente en mi vida. Incluso comencé a usar lápiz labial rojo, maquillaje para ojos más oscuro y prendas de los años veinte. De alguna forma me estaba dando a mí misma toda la ayuda que podía para convertirme en Roxie, de modo que cuando pisaba el escenario, ella no era algo que estaba sólo "poniéndome".

Durante estos ejercicios, a medida que te vuelves más y más consciente de quién eres y la persona que quieres llegar a ser, comenzarás a darte cuenta de las características tuyas que deberían permanecer y las que deberías eliminar. Estoy segura de que la gente en tu vida no se quejará y, de suceder algo, volverte una persona nueva saludable debería producir una reacción positiva, porque es quien tú *realmente* quieres ser. (Y si hay una mala reacción, ¡entonces tal vez haya otros problemas!) Una vez que este personaje es parte de ti, se vuelve natural. La mayoría de la gente, a menos que vivan contigo las veinticuatro horas del día, ni siquiera se dará cuenta de los cambios sutiles que estarás haciendo con el tiempo. (Y si puedes hacer cambios enormes para bien, ¡déjalos que estén confundidos!) Estos ejercicios están diseñados para acercarte a la persona que siempre has querido ser. Aun cuando solo interpretes el nuevo tú por un tiempo corto, es una forma de ver el personaje que siempre te has asegurado a ti mismo que está "ahí dentro."

Esto precisamente me sucedió cuando empecé terapia. Estaba trabajando en el espectáculo de Broadway *Grease* y sentía que la gente del elenco me trataba de una cierta manera basados en la persona que era antes de la terapia. Después de aproximadamente seis meses de terapia, comencé a trabajar en un nuevo espectáculo, *Pal Joey*, con un elenco completamente distinto que me veía del una forma diferente de lo que lo hacía el primer elenco. Cuando *Pal Joey* terminó y regresé a *Grease*, fue sólo cuestión de semanas antes de que volviera a la vieja costumbre de mi forma de interactuar con ese elenco. Al darme cuenta de eso, hice cambios drásticos (o lo que sentí como cambios drásticos en ese momento) en la forma en que me relacionaba con la gente de *Grease*, de modo que se vieran forzados a tratarme como la nueva yo. Si yo no hubiese pasado por la experiencia con el elenco de *Pal Joey*, nunca habría hecho ningún cambio con mi elenco original.

Debido a la terapia, yo me sentía definitivamente más segura con ese segundo grupo, y esa confianza se manifestaba de muchas formas. Pasaba más tiempo con la gente; estaba más en contacto con mis sentimientos y, por lo tanto, con los sentimientos de otra gente. Me convertí en alguien que sabe escuchar, y en alguien más consciente de lo que otra gente estaba tratando de decir. Al pasar por terapia y comprender mejor el funcionamiento interno de mi mente, fue como si me hubiese puesto anteojos con rayos X que me daban una mejor comprensión y una claridad que era mayor que la que tenía antes de ir a terapia.

Captar el comportamiento de otra gente además del tuyo propio y después analizar de dónde viene ese comportamiento hace una gran diferencia en la forma en que terminas percibiendo cualquier conducta. Una de mis historias favoritas de observación involucra a un atleta al que se le pidió que imitara el movimiento y comportamiento de un niño de dos años de edad, para ver qué clase de ejercicio realiza un niño de dos años todos los días en comparación con un atleta adulto. En dos horas, ¡el atleta estaba exhausto! Si realmente quieres hacer un ejercicio maravilloso, haz cualquier cosa que haga un niño de dos años. Otro ejercicio interesante es observar cómo la gente actúa en sus autos cuando está sola. ¡Imagina todos los hurgadores de narices y rascadores que pescarás!

Disfruta de observar a la gente, y no te sientas mal por "robar" algo bueno (¡olvídate de hurgar narices!) que funcione para ti.

Ejercicio 3: Comida para pensar

El tercer ejercicio consiste en comer una comida con los ojos cerrados. Ponte en contacto con los gustos, olores y texturas de los alimentos. Sin las pistas visuales, observa cuánto quieres comer realmente. Fíjate si los aromas, sabores y texturas se intensifican porque has cerrado uno de tus sentidos. Este experimento no sólo es divertido (¡probablemente harás un lío!), también ayuda a ponerte en contacto con la forma en que te has estado conduciendo con la comida y cómo quieres que tu nuevo personaje aprecie y experimente la comida. Puede ser que descubras que tú apenas disfrutas los sabores o que para ti todo tiene que ver con pistas visuales. Este ejercicio te hará consciente de si comes muy rápido, o de por qué puede ser que no estés disfrutando lo que está frente a ti o no estés escuchando a tu cuerpo. Puede ser que descubras que varía el tamaño de tus porciones cuando no tienes consciencia de la cantidad de comida que hay en tu plato. Realiza este ejercicio varias veces durante el día o cuando sientas que necesitas recordarte a ti mismo prestar atención a la forma en que comes. Este ejercicio te forzará a tomarte tu tiempo porque no podrás "pinchar" caprichosamente lo que estás comiendo. (También puedes probar este ejercicio con los ojos tapados con tu pareja, a lo Kim Basinger y Micky Rourke en *Nueve semanas y media*, ¡pero con eso hay más posibilidades de que llegues a descubrir otras cosas!)

Cuando comienzo a estudiar un personaje, mi mente se acelera con preguntas como: ¿Qué clase de música es este personaje? ¿Qué clase de guardarropa? ¿Qué clase de material? Si fuera una habitación en su casa, ¿cuál sería? Tú realmente querras estudiar al personaje de todos los modos posibles, de modo que se convierta en una persona bien delineada en tu mente. Puedes inclusive pensar en el personaje en términos de comida; no sólo qué comería, o cuánto, sino también muy específicamente, por ejemplo, si fuera una clase de fruta, ¿cuál sería?

El personaje que interpreté en *Chicago*, Roxie, y el personaje que interpreté en *Annie Get Your Gun*, Annie, eran muy diferentes. Roxie es definitivamente una fresa —es delgada y le encanta ser sumergida en chocolate o azúcar. Annie es un higo. ¡Y yo soy definitivamente una chirimoya! (La chirimoya tiene una piel gruesa, muchas facetas, un interior más blando y ¡montones de semillas para la inspiración!)

Puedes tomar cualquier categoría y estudiarla. Por ejemplo, un día pensé en más de veinte categorías relacionadas con la comida para ayudarme a identificar un personaje. Inténtalo. Algunas de las respuestas aparecerán en tu cabeza instantáneamente, y otras no las podrás identificar fácilmente. El objetivo es pensar en qué eres, y qué es tu personaje, y cómo interpretar las diferencias entre ellos.

Simplemente por el gusto de hacerlo, decide que son tú y tu personaje en las siguientes categorías: una fruta, una verdura, una proteína, una bebida, un grano, una legumbre (arvejas, maníes, lentejas, soja, etcétera), un aperitivo, un plato principal, un desayuno, un almuerzo, una cena, un bocadillo, una especia, un postre, un licor, un dulce, una pasta, un plato para acompañar, una ensalada de huevos, y una ensalada de papa.

¿Cómo come tu personaje? ¿Y tú? ¿Cómo comes a lo largo del día? ¿Te gusta comer grandes comidas o un montón de bocadillos? ¿Picas un poquito de todo lo que puedes encontrar? O, ¿comes todos los días los mismos alimentos básicos? No tienes que responder todas las preguntas, y ellas pueden ser tan simples, complicadas, serias o graciosas como quieres que sean. ¡Esto es *literalmente* "comida" para pensar!

Estoy tratando de lograr que expandas tu mente para ver las posibilidades de cada categoría mencionada. Cuantas más opciones tengas, más específico serás sobre el personaje y sobre ti mismo cuando elijas algo de la lista. Verás cuán endiablado puede ser esto porque ver qué elementos eres y qué elementos es tu personaje (y en qué cosas son muy similares y en cuáles diferentes) te dirá un montón acerca del viaje que debes emprender. Cuando pienso en los personajes que ya he mencionado, Roxie es definitivamente una cuchara, Annie es un cuchillo y yo soy mucho más parecida a un práctico tenedor. (O tal vez un batidor, ¡porque me gusta revolver las cosas!)

Ejercicio 4: Despotrica

Me di cuenta muy temprano en la vida que quería ser actriz, y eso me ayudó a afilar mi poder de observación, no sólo de otra gente, sino, por sobre todo, de mí misma. Sabía que ninguna emoción sería desperdiciada para nada. Cada experiencia dolorosa en mi vida, cada desaire, cada herida y cada tristeza tanto como cada alegría y éxito, me ayudaría a crear los personajes que representaría. A menudo tratamos de protegernos a nosotros mismos de nuestros sentimientos porque son demasiado dolorosos y es mucho más fácil olvidarlos. Tendemos a aislarnos con comida, malos hábitos, alcohol y otros vicios.

Unos de los ejercicios más efectivos que he visto en una clase de actuación fue uno en el que el maestro nos pedía a cada uno de los estudiantes que nos sentáramos solos en el medio del escenario y diéramos rienda suelta a nuestros sentimientos por dos minutos sobre alguien o algo que nos estuviera molestando. No teníamos permitido dejar de hablar durante los dos minutos completos, forzándonos, de ese modo, a hablar de sentimientos sin hacer una pausa para analizar demasiado o llegar a estar conscientes de nosotros mismos. El ejercicio se llamaba Despotricar.

Ya sea en voz alta o en un diario (¡o ambos!), despotrica sin pausa por dos minutos sobre alguien o algo. Dirige tu rabia a tu esposo, suegra, hermana, amigo, jefe o niño malcriado interior. También podría ser dirigido al azúcar, los lácteos, la pizza, un trabajo sin porvenir o cualquier otra cosa que pudiera estar saboteando tus esfuerzos para avanzar en la vida. Este ejercicio es una forma de ponerse en contacto con lo que sucede realmente en tu mente y que tal vez esté impidiendo tu progreso.

Siempre hay algo sobre lo que despotricar, y cuanto más despotricas, más benigna se hace tu ira. A veces la persona acerca de la cual estás despotricando es alguien con quien quieres comunicarte desesperadamente pero no puedes, de modo que guardas resentimiento o lo vuelves sobre ti mismo. Articular los sentimientos te da poder sobre ellos porque el lenguaje es poderoso. Si dejas que los problemas se intensifiquen, sólo conseguirás lastimarte a ti mismo. El acumular rabia te impedirá ir hacia adelante o aprender algo nuevo. Te sentirás frustrado más rápido, y retener el estrés puede causar una gran cantidad de problemas físicos.

Una de mis amigas es así. Reprime todo. Es una de las personas más agradables del mundo, pero cada tanto cae en lo que su padre llama su estado de ánimo Rumpelstiltskin. Así como Rumpelstiltskin, que se enojó tanto que atravesó el piso, su enojo es muy intenso y a menudo aparece de la nada. Es casi irreconocible en su enojo. Antes que explotes, siempre es mejor abrir la válvula de escape poquito a poco, de modo que no te enfermes o caigas en una depresión. Como el Dr. Sharon siempre dice, "La depresión es un enojo volcado hacia dentro".

Una de las cosas notables de la psiquis humana es que es como una rueda de ruleta de emociones. Podrías hacer girar la rueda en cualquier momento, y parar en cualquier emoción o sentimiento. Es grandioso tener este caleidoscopio de emociones accesibles en cualquier momento, pero es muy importante que reconozcamos que lo tenemos. Una vez que una persona conoce a fondo sus sentimientos y aprende a comprenderlos, puede juzgar sobre cuáles actuar. Esa es la razón por la cual despotricar en un entorno seguro es una buena forma de vértelas con tus sentimientos directamente.

Recuerdo cuando por primera vez hice una escena en la clase del brillante maestro de actuación, Ed Kaye Martin. Era la primera vez que participaba en su clase, y entré a ella pensando, "¡Va a quedar tan impresionado conmigo! He trabajado en Broadway y hecho películas, bla, bla, bla…! (¡Tan arrogante, y obviamente tan asustada por la nueva clase!) Dije una frase, y me criticó por estar completamente desconectada del personaje. Mientras cuestionaba mis motivaciones y caracterización, me descubrí sollozando sobre el escenario, y en el medio de mis sollozos, él dijo, "OK… empiecen la escena".

La escena no fue para nada lo que esperaba que fuera, pero intentarla desde esa perspectiva hizo al personaje mucho más real y vulnerable. Estaba mucho más en contacto con su lucha y su relación con el otro personaje que estaba en el escenario. Probablemente haya sido una de las mejores actuaciones que haya hecho, y nunca olvidé la lección que aprendí. Me demostró cuán típico es caminar por la vida tan lleno de lo que piensas que deberías ser, que te pones tantas máscaras y capas entre la persona vulnerable que tú realmente eres dentro y la persona que muestras al mundo. Ed Kaye Martin era inspirador como maestro porque sabía cómo hacerte llegar a tu esencia, buscar la esencia del personaje y después conectar las dos.

El día en que despotriques, puede suceder que quieras dar una caminata sin tu reproductor MP3, teléfono celular o alguna otra cosa que pueda distraerte. Presta atención a todo lo que te rodea —el paisaje, los sonidos y olores de tu mundo— y, especialmente, a la forma en que tu cuerpo se mueve cuando sigue su ritmo natural. ¡Hacer esto definitivamente ayudará a que te liberes cuando despotriques!

Me encantó la parte de esta clase en la que despotricamos por dos minutos. Fue tan liberador simplemente despotricar por dos minutos seguidos. Cuando tuvimos esta clase, mi papá había estado enfermo en una residencia geriátrica por diez meses, y el estrés que estaba sintiendo era casi insoportable. Pasé dos minutos despotricando por escrito y sentí cómo el estrés abandonaba mi cuerpo y mi mente mientras lo hacía. He usado el ejercicio en otras áreas de mi vida cuando he estado deprimida o simplemente irritada por otros o por ciertas situaciones, con los mismos sorprendentes resultados.

—JILL NELSON, Minnesota,
Miembro de Marilu.com

Ejercicio 5: Memoria sensorial

Este es uno de mis ejercicios de actuación favoritos, y lo he usado para cada personaje que he interpretado. El ejercicio es llamado Memoria sensorial y te ayudará a entrar en un cierto estado emocional para lograr los resultados que necesitas. En este ejercicio usas algo, ya sea un objeto, una imagen, una música o un perfume, para provocar una respuesta emocional particular. El propósito de este ejercicio es encontrar un recuerdo sensorial que tenga un efecto poderoso sobre ti. Puedes elegir uno que te inspire a sentirte más cerca de tu personaje o te ablande o fortalezca para ponerte en acción positiva en algún aspecto de tu vida. La idea es "pasar tiempo" con este recuerdo sensorial al pensar en él, mirarlo, escucharlo, olerlo, etcétera. Si no puedes pensar en ningún recuerdo sensorial específico, busca una fotografía o algo de tu pasado de un momento en que te sentías maravilloso, o elige algo que tu personaje elegiría. Si no encuentras otra cosa, ¡siempre puedes elegir una canción para tu personaje!

Si sientes que tienes un montón de recuerdos sensoriales y no

sabes cuál elegir, no te preocupes. Utiliza cualquiera. Los recuerdos sensoriales se dan a lo largo del día, sin que siquiera te des
cuenta. El objeto de este ejercicio no es elegir uno y después guar-
darlo. La idea es tener tus emociones listas para usarlas cuando necesites convocarlas.

El recuerdo sensorial es un ejercicio maravilloso para enseñarte
cómo evaluar algo instantáneamente y saber cómo te afectará. Finalmente, llegarás a un punto, especialmente con la comida, en
que sabrás cuán mal te sentirás si te permites comerla —o ¡cuán
bien te sentirás si no lo haces! El recuerdo sensorial te ayudará a
conectarte con tus ansias de comer algo y te entrenará para ser superior a ellas. Digámoslo así: las diferentes influencias que te afectan son como imanes adosados a tu psiquis o cuerpo, y siempre
serán parte de ti. Hacerlas funcionar a tu favor, antes que en tu contra, es ideal.

Una amiga mía cuenta una hermosa historia acerca de cómo su
padre siempre conservaba un cierto tipo de galletita en su casa
cuando ella era niña. A ella le encantaba comprarlas y conservarlas
en su casa, y eso era maravilloso. No queremos perder esas joyas
sentimentales que nos llevan de vuelta a la gente que queremos o a
otro tiempo. Pero si cada vez que mi amiga viera esas galletitas re-
cordara a su padre y después se comiera una bolsa de esas galletitas,
estaría definitivamente usando incorrectamente su recuerdo emo-
tivo al permitir que su recuerdo sensorial cree un comportamiento
de algún modo destructivo para ella misma.

Es bueno volverse vulnerable emocionalmente, porque eso significa que eres un ser humano sensible. Estos ejercicios están diseñados para ayudarte a comprender y a controlar tus emociones, no
al extremo de considerar que no existen, sino más bien a aprender a
usarlas con sabiduría. El objetivo es comprender de dónde vienen
tus emociones y poder experimentar esos sentimientos sin perder
el control constantemente, y convertirse en un buen "evaluador"

es definitivamente una consecuencia valiosa. Esto no se aplica sola- mente a la comida, por supuesto. Si eres capaz de evaluar una situa- ción acalorada con un ser querido antes de que se ponga demasiado caliente, puedes retirarte y preguntarte a ti mismo, "Si pierdo en este tema, ¿qué sucederá? ¿Cómo puedo ser un comunicador más efectivo de modo que mi idea sea oída sin devastar a la otra per- sona?" Sentir tus sentimientos, ponerte demasiado emocional por ellos, y después perder todo el control sólo matará tu causa. ¿De todos modos, quién quiere ver esa actuación? Si puedes encontrar una forma mejor de hacerte entender de modo que tu "público" (esposo/hijos/jefe) pueda oírte, entonces serás mucho más efectivo en tu vida diaria. De otro modo, estás siempre poniendo tus senti- mientos en acción, y si todos hiciéramos eso, el mundo sería un desorden. (¡Y la mayoría de los esposos y esposos estarían muertos!) Por supuesto, para permanecer abierto emocionalmente sin perder el control o sentirte abrumado por tus recuerdos y reacciones se necesita práctica, de modo que busca oportunidades para hacer el ejercicio de Memoria sensorial en diferentes situaciones de tu vida diaria.

Usar recuerdos sensoriales puede ayudar en todas las facetas de tu vida. Años atrás, estaba viviendo con mi novio Lloyd, y estába- mos camino a una enorme pelea. Como recuerdo sensorial, miré una fotografía suya de cuando tenía seis años sobre unas barras para niños. El niño era muy dulce y vulnerable y tan abierto y amoroso, que no lucía para nada como el Lloyd cuyo rostro había madurado y se veía más anguloso, severo y defensivo. Realmente era una nuez dura de romper, pero lo amaba, y sabía que el niño pequeño existía todavía dentro de él. También sabía que, a pesar de lo enojada que estaba, si me enfrentaba a él y adoptaba un tono defensivo, no lle- garíamos a nada. De modo que como si se tratara de un ejercicio de clase, estudié esa foto de su niñez y comencé realmente a sollozar por lo que se había perdido en él, lo que quería ver en él nuevamente y, sobre todo, lo que sentía que estaba sucediendo entre nosotros. Estudiar esa foto me puso en un estado de disposición emocional, de modo que cuando me confronté con él más tarde, yo venía de un lugar afectivo. Fue un momento crucial en nuestra relación.

Otro ejemplo de recuerdo emocional proviene de cuando estaba haciendo la película para televisión *My Son Is Innocent* años atrás. Mis hijos tenían tres meses y veintiún meses en ese momento, y mi personaje estaba luchando para conseguir que su hijo de quince años saliera de la cárcel. Había sido injustamente acusado de atacar a un vecino, y había una escena en la que yo recibía la noticia e inmediatamente rompía en llanto. Por la locación, iba a ser una larga noche con muchas tomas, y yo sabía que tenía que dar justo en el clavo emocionalmente en cada una de ellas. Elegí usar un sweater en la escena, y puse una de las medias de Nicky en mi bolsillo izquierdo y una de Joey en el derecho. Todo lo que tenía que hacer era recordar que esas pequeñas medias estaban allí o, en algún momento, tocar mi bolsillo, y las lágrimas comenzaban a correr. Hasta el día de hoy, cuando pienso en eso, tengo deseos de llorar.

Ejercicio 6: Desarrollo del personaje

Después de todo el difícil trabajo interno de indagación profunda en tu psiquis, ¡ahora te mereces tener un poco de diversión! Has estado creando esta persona completamente nueva, y ahora puedes vivir en ese mundo por un tiempo. Ya deberías tener una buena idea de quién es ella, pero sólo para estar seguro, tienes que agregar algunas capas a su personalidad y características físicas. Piensa cómo se viste tu personaje, cómo se mueve y habla. Imagina cómo come

—no sólo qué, sino con qué frecuencia, cuánto y a qué ritmo. ¿Qué colores tiende a usar? ¿Qué estilo? Haz una lista de lo que quieras sobre tu personaje de modo que se vuelva real para ti. Y luego, elige una cosa para hacer hoy como tu personaje lo haría.

Para comprender cómo se comporta en cualquier circunstancia, comienza dándole una situación que defina su personalidad —su gran escena, por así decirlo. (Piensa en la escena de Shirley MacLaine en el hospital en *Terms of Endearment*, en la escena de Scarlett O'Hara en *"¡Nunca más pasaré hambre!"*, en Sally Field como Norma Rae sosteniendo el cartel, en Roxie Hart de *Chicago* cantando "Roxie"). Esto es un desafío, pero muy efectivo. Siempre puedes empezar este ejercicio pensando en tu propia vida y describiendo un momento que te epitomice a *ti*. Por ejemplo, piensa en una escena que te hubiera gustado manejar de forma diferente y haz de ella la escena de tu personaje. ¿Qué le quieres decir al mundo? Todos los días deberías decidir la afirmación que exprese tu misión, y si cada día quieres decir lo mismo, y tu vida no está diciéndolo, entonces tal vez eso tiene que ser abordado.

Diviértete. No lo piensas demasiado. Y usa tus instintos.

Esta tarea puede parecer un poquito descabellada, pero es divertido pensar en ella aun cuando no puedes decidirte por una escena que defina tu vida. También es una buena idea tomar nota de los rasgos que deseas para tu personaje y darles una mirada antes de comenzar tu día. Como actriz, tienes un guión, y revisas ese guión muchas veces antes de salir al escenario. Aun durante la puesta en escena de una obra de teatro relees el guión simplemente para refrescar tu memoria y ver tus líneas de una forma diferente de lo que puedes haberlas interpretado durante el período de ensayo. Puedes hacer este ejercicio tan complejo o tan simple como quieras que sea. El principal propósito de este ejercicio es crear un ejemplo específico del comportamiento de tu personaje. Realmente no puedes conocer a un personaje hasta que le das algo para hacer. Crear una escena es un ejercicio mental que produce una situación real para que tu personaje "actúe".

Digamos que el "tú real" tuvo una "escena" en la que peleabas con tu pareja, y no manejaste la situación bien porque se convirtió en un intercambio de reclamos. Ninguno de los dos consiguió lo que quería, y los dos terminaron tristes. Podrías ahora imaginarte que tu personaje tuvo una pelea con su pareja y consiguió sacar un poco de la tensión fuera de la habitación al hablar con más calma y al sentarse junto a ella durante la discusión antes que sentarse frente a ella, la posición más confrontacional. Su pareja no tomó ninguno de sus reclamos como algo personal, sino que en cambio pudo escuchar lo que el personaje tenía para decir y se contuvo de hacer cualquier comentario violento. Este es un ejemplo de cómo mirar algo que hiciste en el pasado que no estuvo bien y corregirlo usando tu personaje. (¡Uso el incidente de la discusión porque lo he pasado!) Si el ejercicio te resulta demasiado difícil, no te preocupes. No lo hagas por ahora y ponte al día con él más adelante. Estará todavía en tu cabeza, y en algún momento pensarás, "¡Oh, eso es de lo que hablaba Marilu!"

Este es un ejercicio maravilloso cuando se trata de relacionarse con familiares. Como todos nosotros sabemos, ¡las familias pueden volverte loco! En nuestra gran familia de seis hijos, dos de nuestras sobrinas son lo suficientemente grandes como para ser hermanas, de modo que realmente sentimos que somos ocho hijos. Los ocho tenemos formas diferentes de confrontar situaciones, de recuperarnos de altercados, de dejar que las cosas pasen y de seguir adelante. La gente que deja que las cosas se pongan virulentas, antes o después de un incidente, generalmente son los que se enferman a ellos mismos. Algunas personas no pueden impedir que las cosas las consuman. Si ése es tu estilo, vuelve al ejercicio de despotricar.

Si alguien que amas está resentido por algo, ayúdalo a encontrar alguna forma de liberarse de ese sentimiento, y reconoce que esa es justamente su forma de desahogarse. Siempre he pensado que la gente que vive en un constante estado de enojo está solamente castigándose a sí misma. (¿Quién quiere andar por ahí con esa energía?)

Las familias son difíciles, sin duda, y es extraño cómo cualquier combinación de dos personas se transforma en su propio "cóctail". (¡Algunos son como Shirley Temples, y algunos son de la variedad Molotov!) A menudo, los miembros de la familia tratarán de que abandones a tu nuevo personaje y regreses a ser la persona que ellos conocen tan bien.

Es importante ver este tema a través del prisma del árbol familiar porque abre tus ojos a cuántos personajes diferentes interpretas cuando estás con gente diferente. Tengo una relación completamente diferente con cada miembro de mi familia, como estoy segura que le sucede a todo el mundo. Yo soy siempre yo, por supuesto, como tú eres siempre tú, pero las diferentes personas con que nos encontramos hacen salir diferentes rasgos de nuestra personalidad. Tendemos a querer estar con la gente que nos hace mostrar las características de nuestra personalidad que nos gustan más.

Cambiar nosotros mismos realmente cambia a la gente y el peso de las piezas en el móvil que llamamos nuestra vida. Eso es de lo que se trata este estudio de personaje —de encontrar diferentes formas de ver nuestras situaciones familiares. Es natural que cada persona tenga sus propias motivaciones, y una vez que realmente comprendes eso, eres una persona capaz de perdonar mucho más porque dejas de tomar las cosas como algo personal. La gente necesita su agenda para sobrevivir si no saben todavía con qué reemplazarla.

Cuando estás estudiando tus escenas, recuerda que las escenas más interesantes siempre tienen conflictos y puntos de vista fuertes. Mi profesor de actuación miraba una escena, y cuando se daba el momento perfecto para que un actor respondiera de un modo, pero el actor que estaba en el escenario no respondía, mi profesor inmediatamente detenía la escena y decía, "Perdiste el pie para la pasión". Lo que quería decir era que la persona había dejado pasar una oportunidad y no se había puesto en acción. Si tú realmente piensas en esto, ¿cuántas veces sucede eso al día? A veces se nos presenta una oportunidad que podría haber sido mágica, pero el pie para la pasión se pierde. Es una frase genial, y una frase en la que pienso todo el tiempo. Trato de vivir según ella tanto como puedo, y verdaderamente hace una diferencia, porque esos momentos pasionales no se dan con mucha frecuencia.

Ejercicio 7: Encuentra tu objetivo

Cuando estudia una escena, un actor debe preguntarse, "¿Cuál es mi objetivo en esta escena? ¿Qué *quiere* mi personaje?" Una vez que esa pregunta está contestada, el resto de la escena puede ser vista a través de ese filtro, y se vuelve una escena fácil de representar. Alguien que tiene un propósito específico en una escena resulta más atractivo que alguien que está meramente reaccionando y comportándose. Esto también es cierto en la vida cotidiana. Los objetivos se alcanzan con concentración, determinación y dirección. Cuando tienes estas cosas en la cabeza, tu vida automáticamente se vuelve más interesante e importante. En este ejercicio, defines específicamente tu objetivo en cada una de tus actividades de todo el día. Esto no sólo te ayudará a mantenerte consciente de tus intenciones, también te ayudará a revelar cualquier orden de prioridades escondido que pueda estar saboteando tus metas.

Es importante reconocer la diferencia entre un *objetivo* y una *meta*. Una meta puede ser un blanco definido, o puede ser algo vago y variado como una lista de cosas para hacer. Un objetivo es un estado mental más específico.

Imaginemos que a principio de año te dices a ti mismo, "Mi meta es adelgazar diez libras". Hay muchas formas saludables y no saludables en que puedes hacer eso, pero imaginemos que tu objetivo es estar lo más saludable que hayas estado alguna vez. Probablemente bajes las diez libras y obtengas otros beneficios saludables. Tu meta es más física, mientras que tu objetivo es más psicológico, y aun más poderoso, porque se trata de una intención que le da forma a cada decisión que tomas.

Muchas veces no logramos alcanzar nuestras metas porque nuestro *objetivo* no es lo suficientemente fuerte, específico, calculado o psicológico como para dar en el blanco. Todos tenemos pequeñas metas, grandes metas y maravillosas metas, pero las buenas intenciones solas no son suficientes como para alcanzarlas. Anímate a pensar en metas que sean el resultado de acciones, y a establecer el curso de tus objetivos psicológicamente. Reúne información y aprende todo lo que puedas acerca de tu meta u objetivo antes de fijarlo.

Puedes comenzar definiendo específicamente tu objetivo en cada actividad a lo largo del día. Mientras haces las compras en el supermercado, piensa acerca de qué es lo que más importa cuando eliges lo que irá en tu carrito —¿la salud o la conveniencia? O pregúntate antes de llamar a un amigo, "¿Cuál es la razón principal por la que estoy llamando?" Mientras que pasas un rato con tus niños, evalúa qué es más importante, su compañía o su tarea. Al definir tus objetivos, serás más consciente de qué funciona y qué no en tu vida cotidiana.

Ejercicio 8: Utilería y vestuario

Un actor necesita que sus circunstancias y su entorno sean detallados y específicos. Cuanto más específicos hace un actor la historia detrás de su personaje, sus metas, motivaciones y entorno, más equipado estará para dotar de vida a su personaje. La legendaria actriz y maestra Uta Hagen siempre les enseñaba a sus estudiantes a trabajar con mucha utilería y actividades para ayudarse a encontrar un vida física y emocional específica. Sentía que tener que hacer la mímica de cualquier acción era una distracción que apartaba al actor de pensar y, por lo tanto, "vivir" sobre el escenario. Siempre quería que sus estudiantes de actuación tuvieran las herramientas necesarias para poder crear vida "real" sobre el escenario. Esa es la razón por la que siempre podís distinguir a los estudiantes de Uta Hagen en Nueva York por los enormes talegos repletos de utilería que arrastraban cuando dejaban la parada del metro en la calle catorce en el Village.

Del mismo modo, necesitas toda la utilería que dará vida a tu nueva persona. Es importante equiparte con todo lo necesario para vivir una vida saludable. Haz una lista de de todo lo que necesitarías para hacer que tu personaje "viva". Piensa en todas las cosas que tu personaje necesita en lo que respecta a ropa, equipo para hacer ejercicio, artículos de cocina, parafernalia de trabajo, etcétera. No importa si las tienes, o si se pueden obtener fácilmente o no. No tienes que salir corriendo y realmente comprar un montón de productos alimenticios saludables, ropa para gimnasia y aparatos para hacer ejercicio sin planear detenidamente. Eres un proyecto en curso, de modo que la lista irá cambiando con el tiempo. Una actriz no dobla arbitrariamente ropa lavada en una escena sólo para tener alguna vida física. Debe diseñar su actividad en la escena basada en aquello específico a las necesidades y deseos del personaje en ese instante, pero solamente después de analizar cuidadosamente y construir la historia de vida y la imagen de su personaje desde dentro hacia fuera.

Intenta probar otro personaje y ver cómo se siente. Mi experiencia siempre ha sido que la gente acude a la actuación por una de dos razones —porque quieren ampliar sus personalidades o porque disfrutan ser una persona que no son. (¡Definitivamente soy de los primeros!) Aquellos que quieren actuar como una extensión de sí mismos comienzan con personajes que son similares a su imagen y agregan diferentes elementos sobre eso. Mi primer esposo, Frederic Forrest, era el segundo tipo de actor. Se sumergía completamente en un personaje, ¡hasta el punto en que el Freddie real no existía! Nos conocimos cuando yo hice una prueba de pantalla frente a él para la película *Hammett*, y él lucía exactamente como *Hammett* hasta en el cabello blanco, el cuerpo huesudo y el hábito de fumar un cigarrillo tras otro. Para cuando nos casamos ocho meses después, él ya estaba en su próxima película (*One from the Heart*) y próximo personaje. En esa película él interpretaba a Hank, un comerciante de baratijas en Vegas que pesaba veinticinco libras más que Hammett porque Freddie creyó literalmente en una línea que describía a Hank diciendo que lucía como un huevo. Cuando peleábamos, yo le decía que me había enamorado de Hammett, ¡pero me había casado con Hank! ¡Durante nuestro corto matrimonio, lo vi convertirse en siete personajes diferentes!

Cuando lees un guión por primera vez, el personaje a menudo se siente lejano de la persona que eres. Piensas, *¿cómo puedo alguna vez interpretar este papel?* Lentamente, tú y tu personaje comienzan a unificarse, y comienzas a comprender qué le da vida a tu personaje. Lo que generalmente sucede en la vida cotidiana es que el mundo crea un personaje *para* ti. Esto a veces inhibe a la persona que realmente quieres ser. El mundo entero responde al personaje que se ha creado a lo largo del tiempo por otras fuerzas, tales como elecciones, dificultades, otra gente, tus padres y tu entorno. Casi sin darte cuenta, pronto te encuentras muy lejos de la persona que realmente eres. Es importante que seas osado y vayas al otro lado por un rato. Te dará una idea de lo que es posible si estás dispuesto a abrirte camino sin importar lo que suceda.

Una vez que tu personaje esté bien encaminado, se hace más fácil hacer cualquier "escena" desde su punto de vista. Como en cualquier programa de televisión de larga duración en el que los personajes cambian con el tiempo, tú tienes un contrato en tu "programa" que permite que tu personaje evolucione en términos de apariencia y personalidad siempre que sigas trabajando en él. Cuando se construye un personaje, es importante agregar las cualidades físicas que mejor sintonizan con lo que el personaje está tratando de proyectar al mundo. ¿Qué estás tratando de transmitirle a tu "público"? Es imprescindible que des los pasos necesarios para comenzar a lucir y comportarte como la nueva persona que quieres ser.

Lo fantástico del guardarropa es que le dice al público instantáneamente quién es la gente, de dónde es y, muy a menudo, su situación en la vida. Imaginemos que un personaje comienza como una mujer reprimida, toda vestida de negro y gris y con todos los botones cerrados, con ropa de líneas severas y una apariencia rígida. Estas ropas afectarían su comportamiento, haciéndola caminar de forma tensa, sentarse erguida y tiesa, y permanecer completamente aislada. El público no sabría qué está sucediendo, pero observaría a medida que cambian las ropas del personaje. Digamos que comienza a aflojarse como lo hace el personaje. Las prendas que elige son más coloridas, más sensuales y más abiertas y aun si los cambios son sutiles y graduales, el público nota la diferencia.

Con esto en mente, tómate el tiempo para evaluar tu situación actual. Decide qué es apropiado para tu entorno y tu historia. Piensa nuevamente en el primer ejercicio. ¿Cómo te hace sentir tu guardarropa actual? Decide qué clase de mensaje quieres dar. ¿Qué colores funcionan bien con tu tono de piel? Tal vez quieres destacarte con un rojo vibrante, naranja o amarillo, o tal vez prefieras un color más sutil como el negro, azul o gris. ¿Qué telas y estilos te ayudan a moverte en tu cuerpo de la forma en que quieres moverte? Cuando elijas algo para vestir, calcula el impacto que tendrá.

¡Y pensabas que el único trabajo de un actor era aprenderse el guión y no chocarse con los muebles!

Ejercicio 9: A la luz del día

¡Da un paso al futuro! Pasa el día entero como la "tú" del futuro.

¿Estás listo para encontrarte con tu personaje? ¿Qué clase de desayuno comerá? ¿Qué tipos de planes hará? ¿Cómo interactuará con sus compañeros de trabajo? ¿Cómo hablará con sus amigos, familia o pareja? No le digas a nadie lo que estás haciendo. Eres el único que tiene que saber. Pero presta atención a cómo responden los otros a tu personaje futuro. Cuanto más practiques ser este personaje, más te convertirás en tu personaje. El "tú" actual se convierte en su historia pasada. De modo que, aun si te deslizas al presente tú, puedes decirte a ti mismo, "¡Ah, ese es el viejo yo, y a mí me gusta más el nuevo yo!" Si realmente te comprometes con esto, puedes convencer a la gente de que eres una persona diferente. Créeme, he trabajado con actores que estaban tan compenetrados en su personaje a lo largo de toda la filmación, ¡que yo realmente nunca supe quiénes eran en la vida real!

Años atrás, hice una película con Doug Savant (*Melrose Place, Desperate Housewives*) en la cual él era un asesino que me acosa por años antes de atacarme brutalmente. Durante la grabación en Toronto, él hablaba con el acento de Alabama de su personaje, nunca sociabilizó conmigo, nunca fue a ninguna cena del elenco, nunca ni siquiera habló conmigo en el set. Estaba todo el tiempo en su personaje, y hasta el día de hoy yo no siento que lo haya conocido realmente. Y su personaje era tan convincente, ¡que todavía pienso que está detrás de mí!

Considera ir a comprar comida como tu personaje, eligiendo sólo los artículos que a él le gustan. Ve a un restaurante y ordena de la forma en que él ordenaría. Ve a comprar ropa para elegir el tipo de prendas que él compraría —¡y en tus tallas futuras! Podrías ser un estilista de moda haciendo compras para una clienta. No te pruebes cualquier cosa ni compres nada todavía. Lo harás más tarde. Explora las posibilidades y cómo te hacen sentir esas posibilidades. ¡Todo lo que estás haciendo es probándote el personaje para ver cómo se "siente"!

No limites el ejercicio a ir de compras. Este podría ser también un día dedicado a investigar su estilo de vida. ¿Hay algo que has estado soñando pero nunca diseñaste un plan de acción? Escribe lo que necesites hacer para que se vuelva realidad, y luego haz la promesa de ponerlo en acción.

Estos planes son de tu futura persona. Más tarde, puedes volver al tú del presente, pero por un momento puedes aprender algo espiando el futuro. Esta acción puede revelar adónde quieres ir realmente.

El "Rol de tu vida" fue un ejercicio divertido y un modo de abrir los ojos, alguien que se ve envuelta en las actividades mundanas de la vida y necesita un pequeño empujoncito para explorar el lado escondido de la persona interesante que no conocía.

—FAITH WAIT, Pennsylvania,
Miembro de Marilu.com

Me encantó la clase el Rol de tu vida. Conservo la descripción de mi personaje cerca para que me sirva de inspiración y como un recordato-

rio de quién lucho por ser cotidianamente: "una mujer sexy, saludable, vibrante, energética y carismática". La clase el Rol de tu vida fue una forma creativa, innovadora para cada uno de nosotros de individualizar THM y concentrarnos en nuestras necesidades. Por ejemplo, mi mayor ladrón de salud es el estrés, y el estrés sabotea todas las formas en que me cuido a mí misma (comiendo bien, haciendo ejercicio). Mi personaje es un recordatorio de que tengo el poder de trascender mis obstáculos autoimpuestos. Como mi personaje, "soy valiente, no tengo miedos y enfrento todas las ansiedades de frente. Vivo mi vida saludablemente y con gozo y amor. Soy mentora de mujeres más jóvenes. Soy creativa, soy un espíritu libre que está dispuesto a decirle que no a las cosas que no quiere hacer y sí a las cosas que hago. Estoy abierta a posibilidades y oportunidades. Sigo mi intuición".

—CAROL MELNICK, Illinois,
Miembro de Marilu.com

A veces logramos nuestra mejor perspectiva dando un paso atrás; es mucho más fácil ver lo que está mal en tus amigos que ver claramente lo que está mal en ti. Usar las técnicas de los actores es una gran oportunidad para salirte de ti mismo y verte desde afuera. Puede ser que descubras algunas cosas sobre ti mismo que han estado sepultadas en tu subconsciente por años.

Penetra hondo en tu exploración y disfruta haciendo tu papel. Después de todo, ¡este *es* realmente el rol de tu vida!

¡Conclusión!

- El "tú saludable" es un personaje que estabas destinado a hacer.
- Actuar es el arte supremo de la transformación.
- Los cambios positivos duraderos son imposibles hasta

que nos volvemos conscientes de nuestras respuestas mecánicas.

- Una postura grandiosa equivale a un grandioso lenguaje corporal.
- La meta es comprender de dónde vienen tus emociones y sentirlas.
- Los recuerdos sensoriales pueden ayudar en todas las facetas de tu vida.
- Decide cada día qué quieres decirle al mundo, y después encuentra una forma de decirlo.
- Dejar que lo negativo se quede dentro de nuestro ser crea una atmósfera interna que genera enfermedades.
- Las escenas más interesantes son las que tienen un conflicto profundo.
- A menudo no llegamos a alcanzar nuestras metas porque nuestro objetivo no es lo suficientemente específico o fuerte.
- Es importante equiparte con todo lo que te haga falta para vivir una vida saludable.
- Una vez que consigues que tu personaje esté bien encaminado, se hace más fácil actuar cualquier "escena" desde el nuevo punto de vista.
- El guardarropa anuncia instantáneamente quién es alguien, de dónde es y con mucha frecuencia, su situación en la vida.
- ¡Da un paso hacia el futuro! Pasa todo el día como el "tú" del futuro.

Seis

RADAR, RESISTENCIA, PLAN B Y TEFLÓN

Un ingrediente clave para vivir bien es tener muy desarrollada la habilidad de interactuar con otra gente y aprender a interpretar una situación. También necesitas acrecentar tu resistencia de modo que no seas fácilmente aplastado o descarrilado por lo que otros digan de ti. Llamo a esto Teflón personal. Todo esto se adquiere con observación y experiencia.

No puedes desarrollar una personalidad dinámica en casa solo, en tu sótano; sólo puede desarrollarse mientras interactúas con otra gente. Tal como la receta de Hillary Clinton para criar un niño, también se necesita de una comunidad para desarrollar una personalidad fuerte. Es muy similar a la forma en que un comediante crea su rutina frente al micrófono. No se pasa meses solo escribiendo chistes y finalmente aparece después de un tiempo para presentar su serie en un club de comedia. ¡Por supuesto que no! Escribe uno o dos chistes por día y continuamente los prueba con una audiencia para observar su reacción. Después reescribe y pule cada chiste hasta que consigue la reacción que quiere. De modo que la audiencia escribe su rutina con él. Casi toda la rutina está basada en la respuesta del público.

Tu personalidad en la vida es exactamente lo mismo, o al menos debería serlo, si quieres ser atractivo, interesante y efectivo. Deberías aprender a tomar en cuenta la reacción que obtienes de la gente que te rodea. Desafortunadamente, mucha gente delínea su personalidad basándose solamente en las respuestas que ellos se dan *a sí mismos*.

Mientras trabajaba en este capítulo, observé a amigos en la fiesta de cumpleaños de mi hijo Joey, y me di cuenta cómo se conducían mientras socializaban. Es especialmente interesante observar cómo entra la gente a una fiesta. Algunos tienen un programa de pasos a seguir y otros no. Algunos están muy cómodos estando allí y otros hubieran preferido quedarse en casa. Mientras miraba a la gente entrando a la habitación, me resultaba fascinante ver que la dinámica total de la fiesta cambiaba a medida que cada nueva persona se sumaba al grupo. He disfrutado observando eso en las fiestas a las que he ido a lo largo de los años —e incluso he desarrollado categorías para todos los diferentes tipos de personalidades de los invitados de una fiesta:

El Bastoncito de Cocktail. Es a menudo el anfitrión o la anfitriona. Él o ella mantiene circulando la pelota, revuelve la olla, condimenta la conversación y tiende a supervisar la fiesta completa.

El Ayudante: Esta persona es mi favorita —la persona a la que es más importante invitar a cualquier fiesta. Ella lee la situación y se lanza a ayudar donde quiera que se la necesite más. Si tu fiesta comienza a las siete, dile a ella que comienza a las seis, y cuando llegue a tu puerta, ¡cámbiale su Kendall Jackson por una botella de Windex! ¡Amo al ayudante! ¡Por favor, no cambies nunca!

El Huracán. ¡A menudo llamado Tormentosa o Ventosa! Todo el mundo se entera cuando llega *ella*. Habla en voz alta y hace una entrada triunfal. Algunas personas se sienten atraídas por ella, mientras que otros se van lo más lejos posible. Le gusta animar la conversación como al Bastoncito de cocktail, pero prefiere usar una licuadora.

El Analista. Encontrarás a este tipo sentado en un rincón cerca del sillón, esperando a su próximo "paciente". Tiende a formular preguntas como "¿Y cómo te hace sentir eso?" "¿Qué te produjo a ti?" o "Nómbrame tres adjetivos que describan cuán enojado te sentías cuando él hizo eso"

La Sombra. Tiende a esconderse detrás de alguien más poderoso e importante. Más tarde oirás comentarios sobre la Sombra como, "¡Ah!, no tenía idea que Violeta había estado esa noche".

El Chico Fiesta. Este tipo siempre está bailando con una cerveza en la mano y muérdago en la hebilla de su cinturón (aunque sea Memorial Day). Fuerza de la nada abrazos de oso sobre todos los que pasan por ahí, especialmente la abuela. Pero no te preocupes —¡a la abuela le gusta!

El Sr. Agenda. Tiene que pulverizar todo el lugar con afirmaciones paradójicas para mostrar cuán bien le ha estado yendo últimamente. "Ha sido un año triste; tuve que despedir a quince de mis empleados en el otoño. Me sentí terriblemente, pero hemos implementado tanta nueva tecnología que realmente ya no los necesito", o "¿Soy yo o ustedes también han notado que las supermodelos son realmente pésimas en la cama?"

El Profesor. Un verdadero sabelotodo. A esta persona le encanta divertir a sus "estudiantes" con hechos poco conocidos y datos exquisitos sobre los orígenes de una palabra en el siglo XIII o las cuatro clases de zapallo que se sirvieron en el primer Día de Acción de Gracias.

El Rematador. Esta persona siempre tiene que rematar la historia contada. El Rematador generalmente comienza una historia con "¡Ay, Dios mío! ¿Y piensas que eso es malo?" o "¡Deja que te cuente *yo* qué da miedo...!"

La Buscadora del Bar. Cuando esta chica llega, su misión número uno es encontrar la barra. Necesita un trago, y lo necesita rápido. Y no hablará con nadie hasta que tome uno... ¡o seis! También es muy probable que sea la persona que encuentres más tarde en el lavadero durmiendo sobre la secadora... ¡o sobre tu hermano!

Reunirme por primera vez con los otros contendientes en *Celebrity Apprentice* fue la oportunidad perfecta para observar a gente entrando en una situación e interpretándola. No hay nada como ver los egos de las celebridades enfrentarse y disputarse una posición, especialmente cuando están compitiendo oficialmente uno contra otro. Cada uno de los muchachos inmediatamente trató de dominar a lo "macho alfa". Las mujeres pasamos los primeros instantes midiéndonos unas a otras los cuerpos, el maquillaje y el cabello, mientras que los hombres verificaban nuestros traseros. (¡En ese primer encuentro me sentí como en un parque para perros de celebridades!) Todos los personajes clásicos de fiestas estaban allí. Definitivamente teníamos al Sr. Agenda, un Profesor, un Chico Fiesta, un par de Sombras, algunos Ayudantes, más que nuestra cuota de Bastoncitos de Cocktail, y ¡nuestra propia Categoría 5, "El Huracán Omarosa"!

Hay momentos en los que es realmente importante interpretar una situación correctamente, tal como en una entrevista de trabajo, una audición, o incluso una fiesta o reunión familiar. Como actriz, es esencial estudiar bien la habitación en las audiciones, porque ellas hacen o destruyen tu carrera. Por esta razón, los actores rápidamente se vuelven expertos en este tipo de radar interpersonal; de todos modos, cada profesión y situación social requiere de esta habilidad si quieres destacarte.

El arte de escuchar

Escuchar es al menos dos veces más importante que hablar. La gente que ha dominado el arte de escuchar es las más talentosas para leer una situación porque tienen el radar más perceptivo. La mayoría de la gente se concentra en lo que va a decir, pero lo que hace interesante a una persona es cuán bien escucha. Los actores con experiencia han aprendido a concentrarse no sólo en decir sus líneas, sino también en escuchar cuidadosamente a los otros actores. Son las *reacciones* de un actor a los otros actores lo que hace interesante a alguien en una escena; y es cómo tú respondes a lo que una persona está diciendo en la vida real lo que te hace interesante como conversador. La habilidad que convierte a Jay Leno y David Letterman en anfitriones excepcionales de programas de entrevistas es su aguda capacidad para escuchar. Siempre están en el tiempo presente, y sus respuestas ocurrentes provienen de reacciones reflejas a lo que acaban de oír. Confían en sí mismos para permanecer en la conversación y permiten que el remate se revele solo, basado en el último golpe, gesto o comentario del invitado.

Si quieres observar realmente cuán bien está escuchando alguien, mira sus ojos. Los ojos son como una cámara, y la cámara nunca miente. Los ojos revelan la verdad. En realidad, los ojos a menudo expresan más que lo que la persona está diciendo. La primera vez que fui a Italia y me quedé con mis buenos amigos María y Flavio, yo no hablaba italiano. Era como ser un bebé de nuevo. Iba a fiestas con todos sus amigos italianos y sin entender una palabra en la reunión, podía decirles a mis amigos qué estaba sucediendo con cada persona y cuán felices o tristes o atribulados estaban. María y Flavio decían, "Sí. ¡Tienes razón! ¿Cómo lo sabes?" Siempre estaban sorprendidos, pero pienso que hacerlo es mucho más fácil de lo que la gente cree. Los ojos y la actitud cuentan la historia. En realidad, cuando no tienes las palabras para confundirte, puedes sintonizarte realmente a todas las otras cosas que están sucediendo —el tono, el ritmo, los ojos, el lenguaje corporal y toda la otra comunicación no verbal. Ese viaje a Italia en particular agudizó mis habilidades para escuchar y mi habilidad para interpretar una situación. Quitar al lenguaje de la ecuación puede ayudarte a ver lo que en realidad está sucediendo. Otra forma de experimentar esto es ver una película extranjera sin subtítulos. Es fácil seguir lo que está sucediendo, ¡y puedes distinguir fácilmente los buenos actores de los malos!

Desarrollar habilidades de comunicación (escuchar, detectar cosas como un radar, interpretar una situación, etcétera) también es el resultado de tener interacciones sociales variadas de modo que desarrolles la seguridad para confiar en ti mismo lo suficiente como para dejarte fluir y ser natural. Es muy parecido a estudiar improvisación como actor. Cuando empiezas las clases quieres ser realmente entretenido de modo que hay una tendencia a pensar por adelantado mientras estás en el medio de una escena para tratar de decir o hacer algo gracioso. Esto es exactamente lo que los buenos maestros te dicen que *no* se debe hacer porque te saca del momento, te ubica en tu cabeza, y casi siempre tiene por resultado un diálogo aburrido, enlatado y una comunicación inorgánica entre los actores.

Cuando adquieres más experiencia en la actuación (y especialmente en improvisación) aprendes a confiar en ti mismo y a *escuchar* a los otros actores y responder en el momento necesario. Básicamente sales de tu cabeza y comienzas a "vivir" sobre el escenario antes que "escribir teatro" en tu cabeza. Vivir y comportarse orgánicamente atrae mucho más al público. Escribir teatro es el beso de la muerte para las interacciones sociales cotidianas también, porque es muy "estudiado". Nunca he sido una gran fanática de los actores que parecen estar mirándose a sí mismos desde fuera, en lugar de estar simplemente actuando. Siempre tienes la sensación de que están mirando su actuación junto con el público. Lo peor de todo es mirar a alguien sobre el escenario pisando las líneas de otro actor como si supieran por adelantado lo que el actor dirá, ¡lo cual hacen, por supuesto, porque han leído el guión!

Otro error común es que la gente a veces tiene en sus cabezas un cierto ritmo que, *piensan*, es el que una conversación debería tener. Esto hace que fuercen el tono y el contenido de lo que están diciendo, cosa que simplemente produce una conversación que se siente rara y poco natural. Mi sobrino de tres años una vez hizo un brindis en una boda diciendo "Brindemos por los vasos que tenemos en la mano". No tenía sentido, pero, para él, estaba diciendo algo que sonaba con el ritmo que oía cuando los adultos hacían un brindis. Fue realmente adorable —porque tenía tres años— pero los adultos a veces cometen este error en la conversación. Fuerzan un ritmo o intercalan comentarios porque están tratando de ser ocurrentes o interesantes antes que permitir que la conversación fluya naturalmente. Cuando comencé a dar entrevistas en la televisión, saltaba con una respuesta que contenía lo que pensaba que se esperaba de mí y que estaba basada en cómo debería sonar rítmicamente, en lugar de pensar con cuidado y elegir mis palabras basándome en cómo me sentía realmente acerca de la pregunta. Nunca tengas temor de tomarte un segundo para pensar cómo te sientes realmente sobre algo antes de responder. Luces ridículo de otro modo. (Créeme, aprendí a los golpes a hacer esto —¡y frente a millones de personas!)

La habilidad para leer una situación puede aprenderse con mucha experiencia, pero también es algo inherente a algunas personas. Mi hijo de trece años, Nick, nació con la habilidad de leer una situación. Recuerdo cuando estaba en *Chicago* en Broadway y Nicky recién había cumplido cuatro años. En el medio de su discurso de despedida al elenco, dijo, "¡Y a la persona a la que más voy a extrañar es a Leigh Zimmerman!" (Leigh es una diosa del baile de piernas largas de seis pies de alto que le gustaba mucho a Nicky.) Mientras estaba diciendo esto, se dio cuenta de que nuestro mejor amigo en el elenco, Michael Berresse, estaba entre la multitud y, para evitar lastimar los sentimientos de Michael, Nicky inmediatamente inició un discurso improvisado sobre lo maravilloso que era Michael y cuánto significaba su amistad para nosotros. Yo no podía creer que estuviera viendo a un niño de cuatro años. Se dio cuenta de la reacción que estaba recibiendo del público, y alteró su pequeño discurso de acuerdo a eso. Muy pocas personas poseen la habilidad de hacer eso a los cincuenta, mucho menos a los cuatro. Pero sí pienso que la falta de radar tiene menos que ver con la inteligencia y más que ver con la autorreflexión. Cuanto más concentrado estás en ti mismo menos puedes enfocarte en lo que es más importante, es decir, lo que está sucediendo a tu alrededor. Es esencial que seas lo suficientemente receptivo para captar todo.

El requisito para leer una situación también cambia según el momento y depende de la circunstancia. Es un desafío un poquito mayor entrar en un grupo de personas que ya han entablado una conversación. Tienes que ser capaz de darte cuenta de lo que está sucediendo para saber cómo, cuándo y dónde deberías entrar, o incluso *si* deberías entrar. Y después están las otras situaciones corrientes tales como saludar a amigos en el trabajo o entrar a tu casa al final del día. El saludo o respuesta que recibes de tus compañeros de trabajo y de tu familia, generalmente es el mismo. Sin embargo, de vez en cuando, hay una diferencia, y esto generalmente significa que algo ha cambiado desde la última vez que estuvieron juntos. La persona perceptiva puede descubrir mejor qué ha cambiado y luego saber qué hacer con eso.

También es importante no dejar que tus emociones se interpongan en el camino de los receptores de tu radar. Desafortunadamente, las veces en que más necesitas relajarte y ser genuinamente tú mismo y mantener tu radar agudamente sintonizado son los momentos en que estás más torpe o incómodo y eres cualquier otra cosa menos tu ser más receptivo. Esos momentos de grandes nervios, tales como la primera cita, una entrevista de trabajo o el encuentro con los padres o los hijos de tu pareja, pueden ser especialmente bloqueadores para el radar. A menudo oirás a alguien decir, "No te preocupes, corazón, todos te quieren, ¡de modo que sólo sé tu mismo!" Y éste *es* un buen consejo. Nada es más atractivo que una persona que es natural y se siente cómoda consigo misma. Cuando una persona está incómoda, forzando una personalidad o tratando de ser algo que no es, es tan obvio que pone incómodas a las otras personas.

Desafortunadamente, tenemos pocas posibilidades de ser nosotros mismos, cuando lo que está en juego es la aceptación. En esos momentos podemos llegar a decir lo más bobo, lo más inapropiado. Hablo por experiencia cuando digo que si tu ego se cierne sobre ti en forma notable, y toda tu concentración se dirige hacia dentro en lugar de hacerlo hacia fuera, puedes perderte todo lo que está sucediendo realmente en la situación. Te sientes más cohibido y acartonado aun, lo que después afecta a otra gente, porque ellos captan tu incomodidad. Es entonces que ellos quieren o evitarte un sufrimiento apartando la conversación de ti, o comienzan a sentir timidez, lo que hace que ellos se comporten torpemente también. La conversación, entonces, se vuelve extraña, poco natural y forzada y simplemente ¡todo se va en picada!

Lo positivo genera lo positivo, lo negativo genera lo negativo

Cuando actúo en Broadway, o en cualquier otro escenario, siempre sé qué tipo de actuación haré basándome en quién sé que está entre los espectadores. Si sé de antemano, por ejemplo, que mi gran amigo, el magnate de la televisión, Sam Haskell, está entre el público, sé que tendré una maravillosa actuación, porque Sam es el tipo de hombres que rezuma calidez y confianza. Él conoce el negocio del espectáculo extremadamente bien y comprende la dimensión de prueba y error de una actuación. Cuando él está de espectador, yo siento como si estuviera actuando para un padre orgulloso, y sé que puedo probar cualquier cosa y él comprenderá y aceptará lo que estoy haciendo. Esta libertad generalmente me ayuda a tener una actuación sin timidez y espontánea. Estar verdaderamente abierto y listo para cualquier cosa sobre el escenario es el ingrediente esencial para una actuación maravillosa. Puedes dar un paso en falso, y sin embargo, tener suficiente acceso a tus instintos como para saber qué hacer para arreglarlo.

En cambio, cuando sabes que hay alguien en el público que es muy crítico, que se la pasa observando, te descubrirás absorbiendo su energía. Y si no eres cuidadoso, puedes pasar toda la actuación analizándote mientras que dices tus líneas. No estarás viviendo como el personaje ni viviendo el momento. Por el contrario, estarás viviendo fuera de ti, observando tu actuación como cualquier otro espectador. Sin mencionar esa pequeña voz en tu cabeza que repite las líneas y hace comentarios negativos mientras estás diciendo esas líneas. Esta es la receta perfecta para una actuación autocrítica, fuera de tu cuerpo, que no es entretenida para el público.

Es extraño que las dos actuaciones sean tan similares en la superficie, pero sutilmente sean tan diferentes y el público las sienta a niveles completamente diferentes. Una actuación los conmueve verdaderamente a nivel emocional, y la otra los hace querer marcharse. Cuando la gente dice que se sentía claustrofóbica mientras veía una obra, probablemente sea porque uno de los protagonistas tuvo una actuación muy cohibida y esto contagió al público.

Los espectadores no se dan cuenta cuánto pueden afectar una actuación con su reacción. Es una calle de ida y vuelta. Si tú realmente quieres ver una gran actuación mientras estás viendo un espectáculo, haz todo lo que puedas por generar calidez y una respuesta positiva a los actores sobre el escenario, y ellos lo devolverán en su actuación.

Adopta el plan B

El comportamiento sobre el escenario no es realmente tan diferente del comportamiento en la vida real. Cuanto más planeas y permaneces sujeto a tu agenda, más difícil es para la gente sentirse cómoda y natural contigo. Parte de la confianza en ti mismo para permanecer en el momento te la da tu capacidad para adaptarte a todo lo que se te cruce en el camino. Cómo manejas el plan B es uno de los aspectos cruciales de tu vida.

¿Qué quiero decir con eso? Bien, el plan A es lo que deseamos que suceda o lo que creemos que va a suceder, y el plan B es a menudo lo que sucede realmente. También estoy hablando de nuestros planes a largo plazo, como lo que queríamos ser cuando creciéramos, pero por ahora concentrémonos en nuestros típicos planes cotidianos. Casi todos los días algo resulta distinto a lo que habíamos planeado. Podemos luchar y quejarnos por esto o aceptarlo. He descubierto que cuanto más abierto he estado al plan B en la vida, más se ha convertido en algo natural para mí. Ahora rara vez siento estrés por la forma en que quiero que se desarrollen mis planes. No digo que no me importa. Planifico y me preocupo por mi plan, pero sé que habrán cambios y desvíos que le darán condimento a mis expectativas.

El mejor ejemplo de esto es la forma en que Billy Crystal presenta los Oscars. Escribe chistes y se prepara por adelantado durante meses, y sin embargo, se suelta y hace que cada chiste parezca espontáneo. Esta, a propósito, es la esencia de lo que hace a un gran comediante. Siempre parecen espontáneos, aun cuando su material está cuidadosamente preparado. Una vez leí que la proporción de chistes de Billy Crystal para los Oscars es algo así como cuatro o cinco chistes preparados por cada uno que realmente se usa durante el espectáculo. Los tiene todos en su bolsillo y espera la oportunidad perfecta para usarlos. La mayoría no los usa porque el momento adecuado nunca llega.

Mi punto es que a pesar de que todo esté bien planeado, hay que estar preparado para lo *no planificado*. Billy Crystal está siempre bien preparado para los planes B, C y D. Dado que ha estado haciendo comedia la mayor parte de su vida, *siempre* se siente cómodo con el plan B. Podría probablemente hacer un trabajo maravilloso en los Oscars sin preparar ningún chiste para nada, pero ciertamente no en el nivel que hemos llegado a esperar de él. Pienso que es el mejor presentador de los Oscars de la historia.

Aceptar el plan B es mi filosofía personal en la vida. Mi primer libro, una autobiografía, se tituló *By All Means Keep on Moving*. Para mí eso significa siempre seguir adelante y hacer lo mejor posible con cualquier cosa que te agarre desprevenido en la vida. Esa es la esencia del plan B, ya sea que estés hablando sobre lo que sucedió hoy o los planes de vida sobre los últimos o los próximos veinte años. Si eres el tipo de persona a la que hay que llevar al plan B a la fuerza, mientras grita y patalea, siempre te molestará tener que adaptarte a lo que no querías. En cambio, podrías tratar de entusiasmarte con la aventura inesperada que te aguarda a la vuelta de la esquina.

Si el plan B no te descarrila sino que más bien te inspira a experimentar algo nuevo, te estás permitiendo crecer con el mundo que te rodea en lugar de hacerlo sólo en tu mundo interior. He tenido tantas desilusiones en mi vida, trabajos que no conseguí, novios que resultaron ser tontos, infieles o perezosos. Esas cosas siempre fueron devastadoras al principio, pero la mayoría de las veces me condujeron a un trabajo mejor, una oportunidad mejor y a un novio mucho mejor. En realidad, tendría que decir que uno de mis mejores trabajos en la vida, si no *el* mejor, fue *Taxi*, y esa fue completamente una situación de plan B. Yo estaba preparada para otro programa, un drama de una hora. Tal como resultaron las cosas, ese espectáculo fue cancelado años antes de que *Taxi* terminara. De modo que simplemente tú nunca sabes lo que sucederá.

Resistencia y Teflón

Si tuviera que elegir la lección más importante que quiero enseñarles a mis hijos, ¡tendría que ser tener resistencia! La habilidad de levantarte nuevamente después de una gran caída es una capacidad admirable. El fracaso nos acontece a todos, a lo largo de nuestras vidas. Depende de ti si le permitirás al fracaso que te descarrile o te enseñe una lección valiosa. Lo que separa a los ganadores de los perdedores es la habilidad de *seguir adelante*.

Mucha gente queda devastada y se descarrila cuando hieren su ego, en lugar de usar ese momento para lograr una mayor comprensión y perspectiva de lo que acaba de suceder. Una gran parte del ser resistente radica en conocerse a sí mismo. Cuando tienes confianza y sabes quién eres como persona, lo que otros digan sobre ti no te afecta de la misma forma en que afecta a alguien que carece de confianza y consciencia de sí mismo. La persona con confianza en sí misma da la bienvenida a la oportunidad de tener otra perspectiva y una mayor comprensión a partir de la crítica. Cabe la posibilidad de que cuando oigas algo negativo sobre ti, no sea la primera vez que lo oyes; a menudo hay al menos *algo* de verdad en ello. La gente tiende a ofenderse principalmente por la crítica que creen que es cierta y válida. Nunca me ofendo por comentarios que en mi corazón no creo que sean verdad. Naturalmente los considero la opinión de alguien que no está bien informado o que carece de comprensión o experiencia para emitir un juicio que yo respete lo suficiente como para tomarlo seriamente.

La resistencia es un componente tan importante en la comunicación como tu habilidad para leer una situación. Necesitas desarrollar esta habilidad para recubrirte con Teflón —metafóricamente, por supuesto. Yo siempre uso el Teflón para referirme a esa pequeña capa de protección que necesitas para resguardarte de la artillería de los otros. Hay tantos momentos en los que todo está yendo brillante en una reunión social, estás leyendo la situación perfectamente y tus receptores están funcionando a toda su capacidad, y entonces alguien hace un comentario que te ofende o daña tanto tu ego que ya no puedes concentrarte objetivamente en lo que está sucediendo. Lo único que puedes hacer es cavilar sobre aquello que la persona acaba de decir. Entonces, ya no estás en el tiempo presente y ya no estás en sincronía con lo que está sucediendo a tu alrededor. La gente a la que parece lastimar más la crítica es aquella que recibe un comentario o crítica como una herida narcisista. Lo toman como algo tan personal que no se pueden recuperar, en lugar de comprender la razón detrás del comentario.

En breve, cuando tus unidades de atención están sintonizadas hacia fuera, puedes captar y apreciar tu entorno —lo que estás observando en otra gente y en el ambiente. Pero cuando tus unidades de atención están enfocadas hacia dentro, estás lleno de estrés y cohibición, lo cual no es interesante de ver y muy incómodo de compartir. La próxima vez que estés en una reunión social, permítete simplemente escuchar por quince minutos. No agregues ninguna presión sobre ti mismo. Siéntete libre de decir algo si te sientes obligado pero no sientas ninguna *necesidad* de hablar. El punto es concentrarte *realmente* en escuchar. Lo que generalmente sucede es que automáticamente respondes de manera pertinente porque has llegado a estar realmente comprometido con lo que está sucediendo.

Yo todavía tengo una imagen en mi mente [de] la primera vez que me encontré con la idea del Teflón en una clase. En mi mente nos vi a todos los que estábamos en la clase alineados y recibiendo una ducha que nos recubría de Teflón sobre nuestros selectos trajes. Nos hacía sentir protegidos y nos permitía explorar y abordar nuevas ideas y desafíos sin temor. Nuestro propio traje de pequeños superhéroes.

—DORIS PENDERGRASS, Maryland,
Miembro de Marilu.com

Como ex adicta a la aprobación, la idea del Teflón ha hecho una gran diferencia en mi felicidad y tranquilidad mental. Una pequeña dosis de indiferencia ante lo que la gente piensa de mí en cualquier momento dado me libera para ser fiel a mí misma y la MEJOR persona que pueda ser.

—CATHY DODD, Washington,
Marilu.com, Miembro

¡Conclusión!

- No puedes desarrollar una personalidad fuerte en casa solo, en tu sótano.
- Escuchar es al menos dos veces más importante que hablar.
- Si quieres observar realmente cuán bien te está escuchando alguien, mira sus ojos.
- Sacar al lenguaje de la ecuación puede ayudar a ver qué es lo que realmente está sucediendo.
- No permitas que las emociones interfieran en el funcionamiento de los receptores de tu radar.
- ¿El fracaso te descarrilará o te enseñará una valiosa lección? Tú eliges.
- La persona segura de sí misma le da la bienvenida a la oportunidad de tener otra perspectiva y una mayor comprensión a partir de la crítica.

Siete

ÚSALO O PIÉRDELO

"¡Estoy tan cansado!"

"¡No puedo recordar nada!"

"¡No puedo moverme de la forma en que lo hacía!"

"Me gustaría volver a la universidad, pero no puedo sobrelle-
var la cantidad de trabajo... o la carga para mi cerebro!"

He oído quejas como éstas muchas veces. Estos son los temores típicos que la gente comienza a tener cuando entra en sus treinta y
cuarenta años. Lo que a menudo conduce a este tipo de pensamientos es que dejamos de hacer algo que hacíamos regularmente, tal
como hacer ejercicio, tomar clases o trabajar fuera de casa, y cuando
hacemos el intento de regresar, parece un desafío más grande que
el de antes. Nos desalentamos y cuestionamos nuestras habilidades.
Entonces, generalmente sucede una de tres cosas: Una, pospone-
mos nuestros intentos por un tiempo suficientemente largo como
para nunca molestarnos en probar nuevamente. Dos, hacemos un
intento genuino por regresar pero nos sentimos demasiado abrumados para seguir adelante. O tres, realmente perseveramos en in-

tentarlo por tiempo suficiente como para realmente adaptarnos, y finalmente nos damos cuenta de que no era en absoluto la edad lo que frenaba el avance, sino más bien la falta de preparación física y de compromiso.

La expresión "úsalo o piérdelo" es más que nada usada para bromear con la gente mayor sobre su vida sexual, y aunque tiene la intención de ser una broma, ¡es un gran consejo! Los estudios muestran que la práctica regular de sexo es una de las mejores formas de preservar tu destreza sexual. Desafortunadamente, hay una tendencia en la gente a contenerse en algunos momentos (o al menos usan eso como excusa) para conservar su energía y recursos de modo de estar listos para actuar cuando sea necesario. ¡Nada podría estar más lejos de la verdad! Nuestros cuerpos y mentes no funcionan como un auto o una tostadora. Estos aparatos se gastan y finalmente necesitan ser reemplazados. Con los humanos, y los animales para el caso, ¡cuanto *más* haces, más *puedes* hacer y quieres hacer! Tiger Woods nunca descansaría un mes o dos antes de un gran torneo. Él, como todo atleta, necesita entrenar regularmente antes de cada competencia para acondicionar su cuerpo y su mente para hacer frente a la intensidad de la competencia. ¡Y es golf! Imagínate la preparación para una maratón olímpica o el Tour de France.

Úsalo o piérdelo no es solo verdad para los deportes y el sexo. Casi todo lo que hacemos en la vida está basado en este principio. Se remite a nuestro nivel celular básico. Piensa en las vacunas, por ejemplo. Una dosis baja o inactiva de una enfermedad es inyectada en tu cuerpo para estimular tu sistema inmunológico para producir anticuerpos contra la enfermedad. En un sentido le da a tu cuerpo una posibilidad de practicar en una pequeña guerra contra la enfermedad para que esté listo para enfrentar la enfermedad real si ataca. Es la Reserva del Ejército de tu cuerpo. Los indios americanos sufrieron una catástrofe en su población en el siglo XVI cuando un alto porcentaje de ellos murió, más que nada, porque sus sistemas inmunológicos no tenían experiencia para defenderse de la viruela y otras enfermedades europeas. Todos y todo en la vida —incluso las células más pequeñas de tu cuerpo— necesita experiencia y práctica. No debería sorprendernos que nuestras habilidades se incrementen cuando se nos desafía en un área.

¡Usa tu cerebro!

Tal vez la categoría más importante de *úsalo o piérdelo* es la función del cerebro. La última investigación sobre esto ha sido estimulante. Resulta que los problemas cognitivos y la pérdida de memoria no son normales. Pueden ser relativamente comunes, pero ciertamente no son normales o inevitables. La investigación muestra que la gente experimenta pérdida de memoria con más frecuencia debido a la *baja estimulación* más que por lo que la mayoría de la gente considera un proceso de envejecimiento natural. No hay razón para "esperar" la pérdida de memoria a medida que envejeces. El cerebro es mucho más adaptable y capaz de crecimiento de lo que previamente se pensaba. Se forman nuevas neuronas tras la actividad mental y física, aun en adultos mayores. (¡Muy tranquilizador para los que somos fruto del Baby Boom!)

El cerebro humano es tan poderoso, y sin embargo, por lo general usamos solamente un pequeño porcentaje de su potencial. Si nos habituamos a usarlo más y más todos los días, la capacidad de nuestro cerebro puede crecer exponencialmente.

¡Pero tienes que usar tu cerebro!

Les digo esto a mis chicos al menos una vez al día, junto con la frase favorita de mi madre, "¡Si estás aburrido, eres aburrido!" Con demasiada frecuencia evitamos usar nuestros cerebros por pura pereza, pero muchos de nosotros no usamos nuestros cerebros simplemente por hábito. Piénsalo. Cada vez que usamos el discado

rápido, el corrector ortográfico, escribimos cosas en lugar de me-
morizarlas o accedemos a uno de nuestros "favoritos" en el Internet, estamos perdiendo una oportunidad para ejercitar el cerebro
diariamente. Exactamente del mismo modo en que podríamos estacionar nuestro auto lejos de nuestro destino para hacer un poco
de ejercicio extra o subir las escaleras en lugar de usar el ascensor,
¡aprovecha las oportunidades cotidianas para ejercitar tu cerebro!

Por ejemplo, no uses el discado rápido a menos que sea absolutamente necesario. En lugar de escribir cierta información, con-
fíala a tu memoria usando técnicas de asociación de palabras o
asociación visual. Escucha conferencias en cintas en lugar de escuchar música en el auto. Y si realmente quieres usar tu cerebro, antes
de ir al supermercado, escribe una lista estante por estante, basándote en tu recuerdo de la disposición de la tienda. No mires la lista
mientras estás haciendo las compras, fíjate si puedes recordar todo
lo que está en tu lista en orden. Revísala antes de dejar la tienda
para ver cuán bien lo hiciste. Juego este pequeño juego a menudo, y
gracias a él, ya rara vez necesito una lista. Finalmente, antes de poner nada en tu boca hoy, usa tu cerebro para determinar si realmente deberías comerlo. Recuerda, ¡un cerebro fuerte equivale a
una fuerza de voluntad fuerte!

Usa tu cuerpo

Obviamente, es muy importante ejercitar tu cerebro *y* tu cuerpo
regularmente porque las enfermedades del cuerpo afectan negati-
vamente al cerebro y viceversa. Mucha gente se concentra en uno y
no en el otro, ¡pero ejercitar *ambos* es esencial! Es común ver a
gente que no puede apartarse de sus libros pero que no se ha puesto
un par de zapatillas en años, e igualmente común es ver típicos

Barbie y Ken saltando y haciendo pesas dos o tres horas al día pero que no ejercitan sus cerebros leyendo o estudiando.

Además de esto, una reducción de la interacción social puede tener un efecto negativo sobre tu bienestar mental y emocional. Un estudio realizado por el Centro para el Estudio del Envejecimiento y el Desarrollo Humano (Center for the Study of Aging and Human Development) de Duke University afirmó, "La jubilación tuvo los efectos sociales y psicológicos más negativos. La jubilación temprana puede reducir las habilidades de comunicación y de pensamiento". Cuando los comediantes de monólogos o de improvisación vuelven a la actuación después de una pausa en sus carreras, necesitan ejercitar sus "huesos cómicos" para volver al modo de pensar, la velocidad y el manejo del tiempo que se requieren para actuar bien. Esto es similar a cómo se siente la gente cuando no han estado socialmente activa por un tiempo. Puede ser muy intimidante para una persona volver a la escena de la citas después de un divorcio o de la muerte de su cónyuge —¡aun flirtear es un "músculo" que necesita ser ejercitado!

La inactividad física es el ejemplo más obvio de *úsalo o piérdelo*. Cuando una persona tiene un yeso por un mes o más, la falta de estimulación del músculo causa atrofia en ese músculo que se hace evidente en el momento en que se saca el yeso. El libro *The Raft* es un relato verídico de tres pilotos, fuertes y jóvenes, de la Fuerza Aérea en la Segunda Guerra Mundial que quedaron varados por veintiocho días en una pequeña balsa de goma en el Océano Pacífico. Cuando fueron rescatados, no podían caminar, ni siquiera pararse, después de cuatro semanas de inactividad y una muy limitada cantidad de proteína. Sufrían de atrofia severa. Cuando los astronautas están en el espacio por incluso pocos días, hacen una rutina de entrenamiento de su resistencia en la nave para prevenir la atrofia.

Mi rutina de ejercicio

Me encanta hacer ejercicio. Sé que suena un poco extraño para algunas personas, pero ¡el ejercicio me produce una alegría incon-
mensurable! Es una de mis verdaderas pasiones en la vida. Algunas
personas odian incluso oír la palabra *ejercicio*, mucho más hacerlo,
pero yo nunca he sentido eso. Si no hago algo de ejercicio todos los
días, aunque sea una caminata por mi barrio, no me siento *yo*
misma.

Los beneficios del ejercicio son infinitos. Reduce el estrés, disminuye la presión arterial y el colesterol, controla el peso, quema
grasas, combate la osteoporosis, endurece los músculos, los fortalece y los tonifica, hace más lento el proceso de envejecimiento,
equilibra tu humor, ¡y te hace sentir excelente, también! Y sin embargo, increíblemente, el 80 por ciento de los americanos no hacen
ejercicio regularmente (definido como más de dos veces por semana). Me solía desconcertar este dato. No podía comprender por
qué tanta gente evitaba hacer algo que es tan maravilloso y te hace
sentir tan bien. Pero ahora comprendo la razón de esta paradoja. La
mayoría de la gente asocia el ejercicio con ir al gimnasio tres o más
veces a la semana, levantar pesas, hacer gimnasia aeróbica de alto
impacto o clases de step y transpirar en una bicicleta fija. Para algunas personas y tipos de personalidad, ese es el ambiente perfecto
para sudar. Algunas personas se sienten estupendamente en un
gimnasio, ¡y eso es fantástico! Deberían continuar disfrutando de
lo que funciona para ellos. Pero para muchos —tal vez el 80 por
ciento que *no* está haciendo ejercicio— esta puede ser la receta
equivocada para lograr estar en forma. Ellos necesitan encontrar
una alternativa que los inspire.

El ingrediente esencial para el éxito a largo plazo es que ¡*debe*
ser algo que disfrutes hacer! Si no disfrutas al hacerlo, no continua-

rás haciéndolo. Es así de simple. Cualquier cosa que elijas hacer deber ser algo que desees hacer tres, cuatro o aun más veces a la semana. Puede ser que pienses que es imposible sentirse de ese modo con el ejercicio, especialmente si *odias* hacerlo, pero creo que la gente que no disfruta de hacer ejercicio es aquella que no ha encontrado todavía el ejercicio que los satisfaga. ¡No han encontrado su ejercicio "alma gemela"! No han encontrado el movimiento del cuerpo que les produzca alegría. El gozo proveniente del movimiento es natural para *todos* los que son parte del reino animal. Piénsalo. A los animales les encanta y necesitan *moverse*. Como siempre les digo a los que odian hacer ejercicio, "Sacas a caminar a tu perro, tu gato se estira y tu hamster se sube a esa ruedita. Tú eres un hermoso animal humano, ¡de modo que levanta tu trasero y mueve tu cuerpo!"

Tal vez esta renuncia a hacer ejercicio proviene de la falsa idea de que éste tiene que seguir algunas pautas estrictas de levantar pesas, entrenar y hacer grandes esfuerzos, y que los movimientos más divertidos como el baile de salón, el tenis, el badminton y el golf son sólo parte del recreo. Pero los estudios muestran que, aunque estas actividades más placenteras pueden no poner en forma tu cuerpo tan eficientemente como los ejercicios tipo Jack LaLanne o el levantamiento de pesas, son de todos modos muy beneficiosos para tu estado físico, salud, energía y especialmente tu bienestar.

El movimiento en sí es beneficioso. ¡El movimiento *es* ejercicio! Nunca sientas que no estás haciendo ejercicio porque te estás divirtiendo demasiado. Ese es exactamente el punto. *Tiene* que ser divertido. Incluso más, ¡tiene que ser algo que realmente harás! No me importa cuán eficiente son tus sesiones de gimnasia; si las haces seis veces al año, no tienen valor. De modo que primero busca los ejercicios que disfrutes hacer. Ponte en movimiento primero, y después, si te pones más ambicioso, agrega las pesas. ¡Primero necesitas encontrar tu ejercicio "alma gemela"!

El mío durante los últimos veintiocho años ha sido Pilates. Ocasionalmente me tomo un recreo breve de Pilates, hasta puedo tener un romance de verano con yoga o flamenco. Pero sorprendentemente, después de todos estos años, todavía sigo en una luna de miel con Pilates.

Tomé una clase de Pilates por primera vez el 4 de enero de 1979. Me pareció diferente de todos los ejercicios de baile que había estado haciendo desde que tenía cinco años, pero me sentí instantáneamente conectada con este método. Amo moverme en posiciones que se concentran específicamente en un punto, y sin embargo, extrañamente, estos movimientos afectan tu cuerpo entero. Me encanta la idea de movimiento fluido. Pilates no es tan estático como el yoga. Uno se mueve constantemente. Lo veo como una combinación de baile y yoga, y me ha enseñado cómo respirar más eficientemente y a ser más consciente del alineamiento corporal adecuado. Conocí el método Pilates durante la era de sesiones de gimnasia de Jane Fonda y, a pesar de lo mucho que me gustaba la música a todo volumen y hacer gimnasia aeróbica, sentí que Pilates se sentía más centrado y estimulante para mi cuerpo. Tal vez lo que más amo de Pilates es que me siento energizada después de una clase en lugar de exhausta, y siempre dejo la clase con una mayor conciencia de mi cuerpo y una mejor postura, que permanece en mí por el resto del día. Y la consciencia del cuerpo se refuerza cada vez que tomo una clase.

Ahora, ¿qué pasa si todavía no has encontrado tu ejercicio alma gemela —o ejercicios almas gemelas? ¿Cómo empiezas tu búsqueda? Ésta, en mi opinión, es la parte más emocionante del proceso. ¡Se parece a hacer citas y tantear el terreno! Pasa una hora más o menos en la computadora, haciendo llamadas, reuniendo folletos, etcétera. Ésta es la fase "cita rápida" para ayudarte a elegir con quién quieres "salir". Explora los YMCAs, los colegios de la comunidad, los clubes de salud, los clubes de boxeo, las escuelas de karate, y los estudios de danza. No te pongas límites, considera todo y luego comienza a probar clases. Si no te gusta una clase, ¡no la hagas de nuevo! Si te gusta, prueba con una segunda clase. Si piensas que has hecho una conexión amorosa, anótate para todo el semestre. Si quieres ahorrar dinero, ve a una biblioteca y saca un video sobre ejercicios o baile por semana. Puedes pasar el resto de tu vida en esta fase, probando nuevas cosas. No es que tengas que encontrar sólo una cosa y mantenerte monógamo. ¡No temas ser de cascos ligeros con el ejercicio! En realidad, la variedad es lo mejor para tu cuerpo, no sólo concentrarse en un grupo de músculos específicos de un deporte. Es bueno trabajar tu cuerpo completo con un amplio espectro de movimientos.

Siempre me resulta útil trabajar con una lista, de modo que aquí tienes algunas sugerencias para darte ideas: tenis, golf, natación, racquetball, tai chi, zapateo americano, ballet, jazz, baile moderno, flamenco, baile de salón (swing, latino, vals, tango), karate, judo, gimnasia aeróbica, esquí, patinaje, remo, buceo, jogging, caminatas, tenis de mesa, badminton y básquetbol.

Cada persona tiene una personalidad diferente para el ejercicio; tal vez las clases o los deportes en equipo no son para ti. Algunas personas se sienten estupendo cuando pueden competir contra sí mismos o un amigo. Contempla la posibilidad de tomar el President's Fitness Challenge (El desafío del buen estado físico del Presidente). Es un modo de apuntar a una meta de estado físico específico. El President's Challenge es un programa que ha existido desde que Kennedy fue mandatario. Alienta a grupos de todas las edades ha hacer del buen estado físico una parte de nuestras vidas cotidianas. No importa cuál sea tu actividad o nivel de estado físico, el President's Challenge puede ayudarte a motivarte a mejorar. Es una forma divertida de comenzar un programa de estado físico exigente con tu familia y amigos. Ve a *www.presidentschallenge.org* para más información y anótate.

Pasa a la acción

Una vez que has elegido, es hora de poner manos a la obra. A veces es difícil para algunas personas pasar a la acción, pero una vez que están en una clase, en una cancha o en el campo de juego y empiezan a moverse, se sienten bien. Esa es la razón por la que es importante hacer del ejercicio algo lo más conveniente posible. Es más fácil hacer ejercicio cuando todas tus cosas están ordenadas y listas para usar. Tu primera tarea es reunir *todo* lo que tengas que esté vinculado con tus clases: conjuntos para hacer gimnasia, zapatillas, pantalones cortos, pelotas, bates, raquetas, gorras, remeras, reproductor MP3, riñoneras, mancuernas y bandas de resistencia. Básicamente estás haciendo el inventario para ejercitarte.

No pienses que la ropa para hacer ejercicio debe ser la más vieja o usar los pantalones cortos más gastados que poseas. Elige ropa para hacer ejercicio que sea cómoda física y emocionalmente. Hazlo agradable para los ojos y para la mente. Es difícil hacer ejercicio cuando te sientes cohibido. Ponte ropa que muestre tus atractivos en la clase o en el gimnasio y eso te inspirará para trabajar más duro, por más tiempo y con más concentración. Siempre elige ropa para ejercitarte que sea bien permeable. Elije ropa que sea 100 por ciento algodón en vez de ropa confeccionada con telas sintéticas. El poliéster y el vinilo les hacen creer a la gente que están perdiendo más peso porque incrementan la transpiración. Esta pérdida de agua es sólo temporaria y tiendes a ejercitarte mucho menos cuando estás demasiado transpirado e incómodo. Las sudaderas de vinilo en realidad son peligrosas porque causan deshidratación. La investigación científica muestra que sólo una persona de tres que tienen equipamiento para hacer ejercicio en casa (tal como pesas libres, cintas para correr o caminar y escaladores) lo usa regularmente. Esto sucede probablemente en parte porque el ambiente del hogar es mucho menos estimulante que un gimnasio, donde hay un montón de gente, luces brillantes, música alta y tal vez un poco de competencia. Mi hermano Lorin siempre dice que puede hacer treinta y cinco flexiones cuando está solo y cincuenta si una chica lo está mirando. Si haces ejercicio en casa, busca formas creativas para motivarte, tales como poner música vigorizante a un volumen alto y bailar alrededor de la casa.

Una vez que hayas reunido todo lo que tienes, designa un lugar específico (un cajón en el tocador, un barril, un arcón o baúl) para poner toda la ropa y equipo para hacer ejercicio. Elige un lugar al que sea fácil acceder y fácil de mantener limpio y organizado. Contempla la posibilidad de instalar un espejo de cuerpo entero como parte de tu equipo para gimnasia y ubícalo cerca de donde haces ejercicio. Creo que un espejo es a veces una mejor herramienta para estar en forma que una balanza, porque ayuda a controlar tu alineación y a ajustar tu postura, al tiempo que te mantiene concentrado en tus metas e inspira olas de energía durante tu ejercitación. Sin embargo, si descubres que en realidad sucede lo opuesto, por supuesto, esconde el espejo hasta que estés listo para él… ¡si es que eso pasa en algún momento! Haz todo lo que sea necesario para tener éxito.

Otra buena idea es conservar algo de tu equipo para hacer ejercicios y ropa para gimnasia en el baúl de tu auto. Nunca sabes cuándo tendrás la oportunidad de tener una buena sesión de gimnasia. Muchas veces me descubro caminando alrededor de la manzana en lugar de estar sentada en una sala de espera por tener mi equipo a mano. Estate siempre listo si el momento o el ánimo se presenta. Una vez que ese momento pasa, es difícil que vuelva.

Y aquí va una última sugerencia para hacer ejercicio para aquellos de ustedes que están demasiado ocupados para hacerlo: diseña tu propia sesión simple de gimnasia de 20 minutos, y después pártela en cuatro sesiones de cinco minutos que se puedan hacer en cualquier lugar y en cualquier momento. He descubierto que los mejores movimientos para esto son ejercicios como levantar las piernas, levantar las pantorrillas, abdominales, flexiones profundas de rodillas y pliés. Y no temas usar bandas de resistencia o mancuernas livianas. Piensa en cosas simples, livianas y con bajo riesgo de causar daño. Después incorpora esas minisesiones de ejercicio en algún momento de tu agitado día: en las paradas del autobús, al lado de la máquina fotocopiadora, frente al televisor o mientras que esperas que se cocine la cena.

Un último comentario sobre el ejercicio: mantener un régimen de ejercicio regular no sólo es importante para preservar y mejorar la tonificación muscular; es igualmente importante para mantener saludables los huesos y retrasar la osteoporosis. Los ejercicios que desarrollan fortaleza (pesas libres, máquinas de pesas y bandas de resistencia) y los ejercicios semiaeróbicos de mantención de peso (caminatas, jazz y ballet, gimnasia aeróbica de bajo impacto y clases de step) fortalecen los músculos y huesos en tus brazos, piernas, torso y la parte alta de la columna y también trabajan directamente sobre tus huesos para hacer más lenta la pérdida de minerales.

Ten presente que los movimientos bruscos, forzados o entrecortados son dañinos para tu cuerpo. Deportes tales como el fútbol, el rugby, el racquetball y el tenis tienen más posibilidades de lastimarte, por lo tanto es importante hacer estas actividades con precaución y moderación, especialmente cuando tienes treinta años o más. Demasiado entrenamiento de cualquier tipo o entrenarse sin hacer el precalentamiento y elongación adecuados, siempre es riesgoso. El ejercicio en exceso o el tipo equivocado de ejercicio es peligroso. No confundas "úsalo o piérdelo" ¡con usarlo *demasiado*!

Yo sabía que amaba el ejercicio (especialmente el Pilates), pero nunca me di cuenta exactamente cuán importante era para mí hasta hace poco cuando, por dos semanas, no pude hacerlo. La ausencia *sí* que hace que el corazón le tome más cariño. Sé que parece una locura, pero fue el período de tiempo más largo que he pasado sin hacer ejercicio desde que era una adolescente. Lo ansiaba. Lo extrañaba. No podía soportarlo. Cuando no hago ejercicio no me siento bien. Tal vez es porque yo era muy activa de niña. Empecé a bailar cuando era muy pequeña, y fui siempre un poquito machona (aunque jugaba deportes como una niña muy femenina). Soy más bien una niña con energía masculina. Me gusta dar pasos largos cuando camino y simplemente nunca dejo de moverme. El sobrenombre que me dio mi padre de niña fue Movimiento Perpetuo. Me gustaba tanto ese nombre, que ahora es el nombre de mi corporación. Mi hijo Nicky me dijo, "Cuando pienso en ti, mami, siempre te imagino moviéndote". Ese fue un gran halago para mí porque confirmó el sobrenombre e imagen que mi padre tenía de mí cuando yo era aun más chica que Nicky. Fue casi como si mi padre me estuviese hablando a través de mi hijo.

El ejercicio para mí es como cepillarte los dientes o aun respirar. No es sólo algo que me gusta hacer todos los días; es algo que *necesito* hacer todos los días. Sin ejercicio siento como si mi cerebro no funcionara como debiera y mi tracto intestinal no funciona correctamente. Toda la "fábrica" de nuestro cuerpo comienza a funcionar mal cuando no haces ejercicio. Una estadística triste que ilustra esto es que la expectativa de vida promedio después de que una persona se quiebra la cadera es sólo de quince años. Estoy segura de que en gran medida eso es el resultado de una significativa reducción de la movilidad. En casos extremos de inactividad, tales como parálisis severa, la expectativa de vida es menor a diez años.

Experimentar una profunda felicidad derivada del movimiento es natural a *todo ser* que pertenezca al reino animal. Ya sea un hámster en una ruedita, las neuronas en tu cerebro, las células en tu sistema inmunológico, o leones y ántilopes en el Serengeti, todos los seres vivos, especialmente nosotros (¡*especialmente* los antílopes!), ¡necesitan moverse o perderán esa habilidad!

¡Conclusión!

- Cuanto más haces, ¡más *puedes* y *quieres* hacer!
- *Úsalo o piérdelo* no sólo es cierto en el caso de los deportes y el sexo. Todo lo que hacemos está basado en este principio, hasta para nuestro nivel celular básico.
- No hay razón para esperar la pérdida de memoria a medida que envejeces. El cerebro es mucho más adaptable y capaz de crecimiento de lo que se creía.
- Acostúmbrate a usar todos más tu cerebro los días, y su capacidad puede crecer exponencialmente.
- Es muy importante ejercitar *tanto* tu cerebro como tu cuerpo.
- Una reducción en la interacción social puede tener un efecto negativo en tu bienestar mental y emocional.
- El ejercicio reduce el estrés, baja la presión arterial y el colesterol, controla el peso, quema grasas, combate la osteoporosis, aumenta, fortalece y tonifica los músculos, hace más lento el proceso de envejecimiento, equilibra tu humor y ¡te hace sentir maravillosamente!
- El ingrediente esencial para el éxito a largo plazo es que el ejercicio que elijas debe ser algo que disfrutes hacer.
- Haz que el ejercicio sea lo más conveniente posible.
- Toda la fábrica de nuestro cuerpo comienza a funcionar mal cuando no hacemos ejercicio.

Ocho

PULE TU PRESENTACIÓN

Cuando me refiero a la presentación, estoy hablando del envoltorio completo de cómo se te percibe, que incluye tu apariencia, imagen, habilidades de comunicación, idiosincrasias y todo lo demás que le comunica al mundo quién eres tú. Todos estos aspectos son importantes. En realidad, son mucho más importantes de lo que queremos admitir como sociedad. Nos guste o no, la gente sí juzga un libro, y a la gente, por su tapa, y ésa es la razón por la cual es esencial dedicar mucha energía al desarrollo de una gran portada —¡tu presentación!

Habilidades de comunicación

A través de los años he conocido a mucha gente con un gran talento pero, dado que se sentían intimidados al hablar en público, nunca desarrollaron buenas habilidades de comunicación. Son muy graciosos o perspicaces, pero ponlos en cualquier sitio cerca de alguien desconocido, o peor aun, frente a una multitud ¡y toda su personalidad desaparece! Desafortunadamente, esa falta de habilidad para ser quienes son o para comunicar su mensaje, generalmente les impide alcanzar el éxito en sus carreras o sus relaciones. La habilidad para hablar en público, junto con el talento para comunicarse amable y efectivamente, puede traerte beneficios inconmensurables a lo largo de toda tu profesión y vida personal. Por esta razón, siempre he alentado a mis hijos a que después de la escuela y en el verano participen en proyectos que desarrollen habilidades sociales. Afortunadamente, no sienten temor cuando se trata de conocer gente nueva, jugar algún deporte o pararse en el escenario frente a adultos o iguales. (¡A veces son demasiado abiertos!)

Yo sé que una de mis cualidades más valiosas para mi carrera como actriz ha sido que nunca sentí timidez para participar en programas de entrevistas. Mis más de miles de apariciones en programa de entrevistas fortalecieron mi carrera desde el comienzo porque me mantuvieron ante los ojos del público frecuentemente y ayudaron a apoyar y vender cualquier proyecto en el que estuviera trabajando. Tampoco está de más decir que, dado que cada aparición es potencialmente vista por cientos de agentes destacados y directores, he conseguido muchos trabajos ¡porque alguien me vio en *The Tonight Show*! Muchos actores profesionales, sin embargo, pierden valiosas oportunidades para promocionar sus últimos proyectos porque tienen temor a ser ellos mismos en programas de entrevistas. ¡Y son actores! Están acostumbrados a aparecer frente al público. Imagínate cuán difícil es para muchos hombres de negocios presentar un informe mensual en la sala de juntas o para una joven abogada presentar su primer caso en la corte. Algunos actores que conozco han llegado incluso a dejar el negocio porque se sentían terriblemente nerviosos al conceder entrevistas y participar en programas de entrevistas.

La gente a menudo me pregunta qué se necesita para ser un buen invitado en un programa de entrevistas y yo siempre digo,

"Es exactamente igual a lo que hace interesante a una persona en la vida cotidiana o en una fiesta. Tienes que seguir la corriente de la conversación. Tienes que estar al tanto de lo que sucede en el momento, y asegurarte de que lo que aportes sea real y sincero". Lo que sientes verdaderamente respecto a algo en ese momento —realmente conectado en mente, corazón y palabra— siempre es atractivo para otra gente. Puedes incluso memorizar los puntos importantes de tu propio orden de prioridades, pero si estás demasiado estructurado para contar una historia larga y detallada o decir algo que habías planeado decir, no sólo pareces robótico, rígido y aburrido, también te percibirán desconectado de la realidad de lo que está sucediendo en ese preciso momento. Nunca olvidaré cuando Sharon Stone en Letterman sacó un papel de su zapato y comenzó a leer su propia lista de Top Ten. Estaba fuera de sincronía con lo que estaba sucediendo en el programa en ese momento. La forma en que lo hizo reveló que obviamente ella se había imaginado la escena completa previamente, pero resultó ser de modo diferente en el programa, y en lugar de adaptarse y reaccionar a lo que Dave y la audiencia estaban haciendo, ella siguió con su propia agenda. Después de que se retiró, Dave dijo, "¿Es mi imaginación o todo lo que hablamos terminó en un callejón sin salida?" Ella puede ser una hermosa mujer y una buena actriz, pero es muy rara en los programas de entrevistas.

Puedes darte cuenta quiénes están verdaderamente involucrados en el momento. Una vez tuve un maestro de actuación que siempre podía ver a alguien actuando y señalar la diferencia entre las personas que estaban viviendo ese momento y aquéllas que habían practicado frente a un espejo. Cuando un actor "practicado", con su mirada reveladoramente vidriosa, terminaba una escena, el maestro le decía, "Estuviste en la tierra donde mueren los elefantes". ¡Y tenía razón! El actor parecía estar a millones de millas de distancia. No importaba si estaba en casa frente a un espejo o frente a un público, su actuación habría parecido la misma porque no tenía nada que ver con el lugar en el que estaba o la persona con que estuviera actuando. No puedo dejar de enfatizar la importancia de estar en el momento. Es la diferencia entre ser fresco o añejo. De todos modos, no confundas estar en el momento con no hacer los deberes o estar bien preparado para el discurso que darás o el tema que discutirás.

Consejo experto

A menudo convoco a conferencista a mis clases en Marilu.com, y uno de los conferencistas más atractivos e inspiradores es Tom Alderman, presidente y fundador de MediaPrep Inc. Tom ha entrenado a cientos de celebridades, ejecutivos, autores y maestros en cómo comunicarse más eficientemente. Él siempre dice que cuando se da un discurso, se hace una presentación o se va a una entrevista de trabajo, la primera cosa que tienes que comprender es que no se trata solamente del contenido que estás transmitiendo sino también de la presentación que estás dando. No puedes separar ambas cosas. Él a menudo cita la investigación de Stanford University que encontró que el 93 por ciento de lo que una audiencia recibe de tu mensaje está basado en tu persona —tu porte, expresión y actitud— lo que deja sólo un 7 por ciento para las cuidadosamente elegidas palabras que usaste. La imagen es casi todo —asusta pero es cierto. No es de extrañar que nos sintamos un poquito cohibidos cuando nos ponemos de pie frente a una multitud. ¡Tenemos razones para sentirnos así! Según las palabras de una vieja canción de Fats Waller que Alderman cita, "No es lo que dices, es la forma en que lo dices".

Como Alderman dice también, "El contenido sin actitud es como un anzuelo sin carnada". En cualquier acto de comunicación, sea éste entre dos personas, para un pequeño grupo o para un millón de televidentes, siempre estás en plan de actuación. Hay mucho más en juego si realmente estás tratando de argumentar algo o de impresionar a alguien. Entras en plan de actuación para comunicarle a la otra persona, "No hay lugar en el que quisiera estar en este preciso momento más que aquí hablando contigo". Alderman también explicaba que no es diferente cuando hablas con tu esposo o esposa o hijos. Cuando los padres están enojados y pierden la calma, su hijo o hija puede no comprender del todo por qué están tan enojados, pero definitivamente *sentirán* el enojo. Esa sensación es la que transmite el mensaje.

El contacto visual con tu audiencia es fundamental, pero es importante no mirar fijo. A algunas personas no les gusta el contacto visual directo y otras se sienten incómodas ante una gran proximidad. Ésta es una de las razones por las cuales es tan importante concentrarte en tu actitud —el 93 por ciento. Mantente atento a *cómo* estás transmitiendo tu mensaje además del *contenido* de lo que estás diciendo. He conocido gente que podía decir "pásame la sal" y hacer que eso sonara como si estuviesen insultándote, y también hay gente que está realmente usando palabras groseras pero suenan como una canción de cuna. Los psicólogos, por ejemplo, están más interesados en el lenguaje corporal y la emoción de una persona que en lo que la persona está diciendo realmente.

Un simple "Hola" de un colega de negocios puede arruinar tu día o levantar tu ánimo, dependiendo de la actitud detrás de ese saludo. Un alegre "Hola" dice "Estoy feliz de verte" y un "Hola" gruñón dice "¡No me molestes ahora!" Cuando realmente quieres comunicarte, *debes* ser un oyente activo, estar en el momento y respondiendo continuamente a lo que otros te están diciendo. Si estás en una entrevista de trabajo, es importante permanecer absolutamente involucrado en la conversación, pero también sentarte en tu asiento con el cuerpo inclinado hacia delante de modo que tu mensaje corporal esté alineado con tu compromiso real. Nunca dejes caer tus hombros; disminuye tu energía y le da a entender a tu interlocutor que podrías querer estar en otro lugar. No es casualidad que el escenario de Larry King Live sea alrededor de una mesa porque esto fuerza a la gente a cambiar de postura e inclinarse hacia delante cuando habla, tal como debería hacerlo en una entrevista de trabajo.

Ahora, ¿qué hay del otro 7 por ciento —el control sobre tus palabras y el mensaje que quieres transmitir? Alderman enseña que siempre que entras a una reunión con un empleador o empleado, tienes que decidir con antelación uno, dos o tres mensajes centrales que quieres comunicar. Una investigación de UCLA demuestra que una audiencia puede retener hasta, pero no más que, tres mensajes centrales. Tres está bien, pero es mejor limitarlos a dos. Digamos, por ejemplo, los dos mensajes para tu entrevista de trabajo son que tú eres superior en tu especialidad y que sabes cómo hacer bien el trabajo en equipo. No temas enviar estos mensajes sutilmente varias veces a lo largo de tu conversación en la forma en que respondes a las preguntas en tu entrevista. La repetición es una forma efectiva de hacer llegar tu mensaje siempre que no abuses.

Una última cosa sobre entrevistas de trabajo: cuando a Ben Franklin se le preguntó sobre el atuendo apropiado para ir al Congreso, dijo, "Ponte una sonrisa benévola. Una sonrisa benévola prevalece".

¿Qué hay de la situación en la que tienes que reprender a un empleado por llegar tarde o por un desempeño no estelar? Alderman sugiere dos tácticas: primero, decide cuáles son uno, dos o tres puntos que quieres remarcar, pero usa un modo que ofrezca apoyo para no poner a la persona a la defensiva. Segundo, simplemente escucha los problemas e inquietudes de la persona; formula muchas preguntas relativas a cómo se está sintiendo y qué es lo que está sintiendo. Esta estrategia puede no funcionar siempre con un empleado descontento, pero al menos tú estás haciendo tu parte para crear la atmósfera más favorable para una comunicación abierta. Los profesionales también usan un método de control de palabra llamado la técnica del alineamiento: si la persona con quien te estás entrevistando expresa una inquietud o problema, primero alinéate con su inquietud antes de tratar de cambiar la opinión de la persona. La única forma en que vas a tener alguna influencia sobre la opinión de alguien es demostrando primero que comprendes *su* posición. La gente rara vez hace esto con compañeros de trabajo, miembros de la familia o esposos. Esa táctica puede cambiar completamente los resultados de la mayor parte de las discusiones. Frecuentemente esto suaviza a ambos lados y se llega a un terreno neutral rápidamente.

La información de Tom Alderman fue tan útil para los miembros de Marilu.com que una de las mujeres tomó en cuenta su consejo en una entrevista de trabajo al día siguiente, ¡y consiguió el empleo de su vida!

De lo que se trata es de hacer la tarea

Siempre enfatizo la importancia de estar en el momento y confiar en ti mismo lo suficiente como para "dejarte fluir", y la clave para esto es estar tan preparado que naturalmente sientas la confianza que te permite estar en el tiempo presente. Esa es la razón por la que creo firmemente en la importancia de hacer la tarea.

Cuando los productores me llamaron por primera vez para hacer *Chicago* en Broadway, yo había estado haciendo un poco de ejercicio criando a mis chicos, pero estaba muy lejos de estar en la forma física que necesitaba para actuar en un musical en Broadway —¡un musical de Bob Fosse nada menos! Estaba más bien en plan mami más que en plan ¡*Mama Mia*! Me estaban considerando para reemplazar a Ann Reinking, la legendaria bailarina de Fosse (también ex novia de Bob) que originó el rol de Roxie en el revival de *Chicago*. Me preguntaron cuánto había estado bailando últimamente y yo hábilmente cambié el tema. La verdad era que no había levantado mis piernas en el aire desde la noche en que di a luz... ¡y la vez anterior a esa había sido la noche en que quedé embarazada!

Necesitaba poner mi trasero de vuelta en clase lo antes posible, de modo que llamé a mi hermano Lorin, mi antiguo compinche de baile y seguidor de mi video de ejercicios *Dancerobics*. Ninguno de los dos había estado en una clase de baile en años pero dimos lo mejor de nosotros para quitarles el polvo a nuestros pantalones de jazz Boogie Fever y zapatos y nos fuimos corriendo al estudio de baile más cercano en Hollywood. (¡Denny Terrio habría estado orgulloso!) La clase fue física y emocionalmente traumática para ambos y aun peor para la gente que estaba en la sala de observación. En un momento vi al pobre Lorin mirando su reloj con una mueca mientras que luchaba con una larga serie de *pas de chats*. *Pas de chat* es un término de ballet en francés que significa "paso de gato". Yo realmente me sentía como un gato, pero era Grizabella, la asquerosa gata, imán de pulgas, que canta "Memory" en *Cats*.

Podía de hecho oír el sonido de huesos que crujían y de cartílagos oxidados. Más bien pedían aceite a gritos. Lorin se volteó hacia mía al final de la clase y me dijo, "¡Cuando se corra la voz va a haber una revocación de *Dancerobics*!"

A pesar de lo mal que estábamos, yo no me sentía desalentada. Mientras manejaba hacia casa, en lo único que podía pensar era en cuánto quería ese papel y en que haría todo lo que estuviese a mi alcance para lograr que me lo diesen. ¡Así que acepté el desafío! (Pie para el tema de *Rocky*.)

Tenía exactamente una semana para ponerme en forma antes de volar a New York para mi audición, de modo que empecé bien temprano la mañana siguiente y tomé todas las clases de jazz y ballet que pude antes de mi vuelo. Recuperé mis piernas de bailarina más rápido de lo que había pensado, pero todavía no tenía idea en lo qué me estaba metiendo.

Cuando llegué, lo primero que hice fue ver el espectáculo. Después me azotaron dos pensamientos. Uno, "¡Tengo que conseguir este papel!" Y dos, "¡Ay, Dios mío! ¿Cómo podré lograr algún día que mi cuerpo se contorsione a la manera Fosse, tan única e increíblemente sexy?" La mayoría de los movimientos y posiciones no son lo que tu cuerpo quiere hacer naturalmente, pero debes hacerlos si quieres ese *look*, aun cuando tus músculos tengan que estirarse de un modo específico primero.

A la mañana siguiente fui a la primera audición. No lo sabía en ese momento, pero estaba vestida del modo totalmente equivocado. Me sentía segura pero no tenía por qué estarlo. Estaban evaluando sólo dos Roxies ese día, y la otra era Sandahl Bergman, una vieja amiga que había sido la primera bailarina en la biografía de Fosse *All That Jazz*. Era algo así como hacer una audición para *Funny Girl* y tu contrincante fuera Barbra Streisand.

Sandahl era increíble. Comprendió instantáneamente la rutina después de haberla visto sólo una vez. Las posiciones y los movimientos de su cuerpo eran el epítome del estilo Fosse. En lugar de competir con ella, me esforcé lo más posible en copiarla. (¡Sentía como si estuviera copiando en un examen!) Tuvimos nuestra audición de baile juntas pero nos separaron para nuestras audiciones de canto y actuación, las que creí que habían salido bien. Antes de partir, me dijeron que aunque no estaban listos para tomar una decisión todavía, yo debía regresar a Los Angeles, practicar mucho, seguir bailando y *especialmente* trabajar para incorporar la técnica Fosse a mi cuerpo.

Me fui con la sensación de haber conseguido un buen puntaje en todas las categorías excepto en Fosse, de modo que fue *eso* en lo que me concentré. Me fui derechito a una tienda de videos para hacerme de películas de Fosse. Tan pronto como empecé a ver *All That Jazz*, reconocí a una amiga bailarina, Kathryn Doby, a quien llamé inmediatamente para pedirle que fuera mi tutora en el estilo Fosse. Me dijo que estaba partiendo para Hungría el lunes pero que teníamos ese fin de semana para atacar a Bob. La banda sonora en mi cabeza cambió a *Eye of the Tiger*, seguida por un montaje en secuencia con Kathryn, quien me mostraba montones de posiciones para mis manos, movimientos de cadera, arcos de espalda, poses con sombrero y un desfile de moda sexy estilo Fosse con tacones altos, medias totalmente negras y mallas de corte francés. (La canción lentamente se apaga mientras nos reímos durante un taller de maquillaje de ojos a la *Laverne and Shirley*.)

Poco tiempo despues me encontré de nuevo en New York para mi segunda audición frente a un salón lleno de primeras figuras de Broadway. Todos aquellos que eran mis ídolos en el negocio del espectáculo estaban allí a ambos lados del escritorio. En lugar de sentirme intimidada, estaba ansiosa por pavonearme con lo mío. ¡Me lucí! Estuve allí por unas extenuantes tres horas y media, ¡pero nada me derribaba porque *estaba preparada*! Para el final de la sesión, sabía que tenía el trabajo.

Ahora, no quiero dar la impresión de que todo lo que necesité para conseguir el papel fueron dos semanas de intenso entrenamiento. Esas dos semanas se sumaron a los veinticinco años de experiencia en el negocio del espectáculo con los que ya contaba, incluyendo muchísimos fines de semana intensos preparándome para audiciones anteriores cada vez que sentía que me faltaba entrenamiento en algún aspecto en particular, como hice esa vez con la técnica Fosse. Lo que es importante es identificar tus deficiencias y luego trabajar para compensarlas. No hay nada como estar preparado para cualquier cosa que te presenten. ¡Es, lejos, una de las mejores sensaciones en la vida!

Desintoxica tu estilo

Ahora hablemos sobre la cubierta exterior de tu presentación —tu apariencia y estilo. Volviendo a la canción de Fats Waller, necesito agregar que no es sólo lo que dices o cómo lo dices; también se trata de cómo luces cuando lo dices. Nos guste o no, la apariencia y el estilo importan mucho. Es importante ocuparte de tu propio estilo personal. Para comenzar, ¿tienes un estilo personal realmente? Tu estilo personal es importante porque le dice a la gente quién eres, qué quieres y qué debería esperar de ti. ¿Tu estilo concuerda con la que quieres que sea tu imagen? Cuando la gente te mira, ¿qué es lo primero que ve? ¿Qué tipo de afirmación estás dando? ¿La gente te ve como alguien que se conforma con cualquier cosa disponible en su guardarropa esa mañana? ¿Te ven como alguien que se esfuerza? ¿Eres tal vez un proyecto en curso o una pizarra en blanco?

En mis comienzos como actriz, por un largo tiempo mi estilo fue exactamente una pizarra en blanco. Realmente no sabía quién era y probé muchas imágenes y estilos que no eran los correctos. Era una especie de Barbie "ecléctica", pero yo quería ser una "Marilu" Barbie (similar a Malibu Barbie pero sin la tabla de hacer surfing). ¡Estaba tan contenta cuando finalmente encontré una imagen que me hacía sentir *yo* misma! Me di cuenta después de muchas pruebas y errores qué colores, estilos y líneas funcionaban para mi cuerpo y me hacían sentir que yo vestía la ropa y no que ella me estaba vistiendo a mí. (¡Otro ejemplo de vivir bien tu vida!) Me sentí genial porque me ayudó a definir mi imagen como actriz. Una vez que la gente tiene claro quién eres (porque lo exterior y lo interior están conectados), saben cómo ubicarte y asignarte un papel. Esto no es verdad sólo para los actores sino también para todas las carreras. Si actúas como gerente y te presentas como gerente, finalmente la gente te considerará gerente. Si actúas como el humilde cadete, seguirás siendo el humilde cadete.

Yo siempre siento que un buen lugar para comenzar cuando estás desarrollando tu estilo personal es la parte de arriba —tu cabello. Tu cabello hace o deshace tu *look*. Siempre digo que el cabello es la "Historia B" porque no importa cuál sea el evento principal del día, el cabello siempre juega un papel secundario de apoyo. Es la parte principal del cuadro completo y generalmente la primera cosa de ti que ve la gente, aun antes que tu sonrisa, porque enmarca tu rostro y delinea tu silueta. Nunca oyes a alguien decir, "Tuve un mal día de maquillaje" o "Tuve un mal día de guardarropa". Sólo se oye "un mal día de cabello". Pregúntate, "¿cuánto tiempo he tenido este *look*?" Un problema común con el cabello es que la gente encuentra un estilo que les funciona y se aferran a él por... *¡décadas!* No quieren desarreglar lo que ha sido un éxito, de modo que tratan de conservar el *look* de la secundaria todo el camino hasta el asilo de ancianos. ¿Es posible que estés usando el mismo estilo de peinado que tenías en la secundaria o la universidad?

La gente tiende a realizar su mayor esfuerzo en la secundaria y la universidad; es el momento en que las mujeres experimentan más con el cabello y el maquillaje. Después de eso, mucha gente no cambia su peinado hasta que su cabello se debilita o se pone gris —¡si es que siquiera lo hacen entonces! A menudo puedes decir en qué año se graduó alguien por su peinado.

Si aprendiste a arreglar tu cabello por primera vez usando ruleros calientes, pinzas para enrular, una plancha para alisarlo, ruleros de Velcro o hierro para hacer ondas, hay grandes posibilidades de que estés usándolos todavía hoy. ¿Qué hay de los productos para el cabello? ¿Han cambiado a lo largo de los años? ¿Todavía estás usando Dippity Doo de los años setenta, mousse desde los ochenta, loción y gel para peinar de los noventa, cremas de los comienzos de este siglo? Algunos estilos marcan una época porque tanta gente copia el *look* de una celebridad popular que ese estilo se vuelve casi inevitable (piensa en Jennifer Aniston o Farrah Fawcett). Tú puedes pensar, *¡que bueno! Realmente quiero el cabello de Beyonce*, pero en lugar de intentar su estilo exacto, es mucho más sabio elegir un estilo que funcione bien *para ti*.

He notado algo similar con el maquillaje. ¿Qué *look* era popular cuando empezaste a usar maquillaje, y cuánto ha evolucionado desde entonces? Una chica de la secundaria aprenderá su técnica de maquillaje basada en las tendencias del momento, y después se vuelve una pintura mecánica. Es importante experimentar y quebrar el molde si estás atascada en una rutina de maquillaje. Esto es cierto hasta para los profesionales. A menudo puedo deducir en qué época se iniciaron los maquillistas porque tienden a usar los mismos productos y técnicas que eran populares cuando se sumaron al gremio.

Esto es verdad no sólo para el cabello y el maquillaje sino también para muchos otros aspectos de nuestras vidas. La gente tiende a usar los mismos pasos de baile que aprendieron cuando eran adolescentes o jóvenes. Si vas a un baile al que van adultos de setenta y ochenta años, los verás usando los mismos pasos de la secundaria y la universidad. La gente de mi edad se siente más cómoda bailando disco. Es casi como si la gente definiera sus vidas basándose en quiénes fueron al final de su adolescencia y rara vez experimentaran con los estilos y las tendencias que vienen después. Esas cosas, desafortunadamente, se vuelven menos importantes cuando nos volvemos mayores, pero no debería ser así. Cambiar es divertido y experimentar con tu estilo te hace más interesante como persona.

Ahora bien, no estoy sugiriendo que todas usemos microminifaldas, exhibamos nuestro torso y nos performemos las fosas nasales, pero puede ser emocionante jugar con un nuevo vestuario y peinados que sean apropiados para la persona que eres y para la persona que quieres ser. Y por favor, ve y aprende algunos pasos de baile nuevos y divertidos e incluso pásaselos a tus *mayores*. (*¿Don't you wish your grandma was* hot *like me?* Y ¡cuán en onda se la vería haciendo Soulja Boy!)

La mejor forma para desarrollar un estilo es a través de la observación y la experiencia. Cuando encuentres un *look* que no sea bueno para ti, analiza por qué. A menudo es un tema vinculado a tu estado o tu peso, pero después de que pierdes unas libras o empiezas a ir al gimnasio, un estilo que antes no iba luce muy halagador. Además de ayudarte a sentirte excelente y a estar más saludable, un programa de alimentación correcta y de ejercitación regular también te da el beneficio de lucir bien en un rango más amplio de estilos. Aun las ropas más económicas pueden lucir como de un millón, ¡de modo que ponerte en forma y estar saludable es una forma de ahorrar dinero también!

También es divertido experimentar con el color. ¿Cuál es el primer color que tomas cuando ves un estante de ropa? Para mí siempre ha sido el negro, ¡pero ahora me doy cuenta de que el azul marino y el marrón chocolate son mis MAPS (mejores amigos por siempre)! Simplemente se ven bien con mi tono de piel y color de cabello. Las prendas con color lucen mejor ante la cámara también, de modo que ten presente eso cuando te saques una foto. La ropa negra en las fotos o en la televisión crea una imagen vacía, casi un "agujero negro", pero el azul marino o el marrón agregan calidez y una figura definida al mismo tiempo que te hacen una silueta linda, oscura ¡y estilizada!

Además de experimentar con el color, aprende a observar lo que ves en las revistas, en la calle y en las tiendas de ropa, y presta atención a cómo se viste la gente en la televisión. Ve de compras con una amiga que tenga mucho estilo para tener una perspectiva nueva y una segunda opinión. Déjala que ella escoja cosas diferentes a las que tú normalmente escogerías, y trata de verte a ti misma a través de sus ojos.

También es importante familiarizarte con tu tipo de cuerpo. Una vez que realmente comprendes tu figura, será mucho más fácil encontrar las prendas que mejor te complementan. Si realmente llegas a ser muy perceptiva respecto a esto, también puedes buscar las prendas de un diseñador determinado que se vean mejor con tu tipo de figura. Cada diseñador trabaja con una modelo (o modelos) de prueba, y desarrolla su estilo basado en las modelos con quienes trabaja. Si tienes una figura similar a su(s) modelo(s) de prueba, sus prendas te calzarán como si hubieran sido hechas para ti. Hay ciertos diseñadores y marcas que yo no puedo usar en absoluto, y otros que me calzan como un guante. Obviamente, yo gravito hacia esos diseñadores. Volverse específica respecto a diseñadores y sus modelos de prueba puede ser un poquito exagerado, pero no tienes que preocuparte por eso. De lo que se trata realmente es de aprender por qué algo funciona o no para tu figura. También deberías considerar cómo se siente una prenda además de cómo luce, de modo que cuando te pruebas ropa, haz muchos movimientos diferentes para asegurarte de que se mueve naturalmente contigo. ¡No temas hacer una movida en Gap!

Quiero hacer un aparte aquí acerca de las tallas más grandes. Cuando las mujeres (y a veces los hombres) tienen sobrepeso, tienden a tratar de ocultar su figura usando prendas negras con pliegues, de tallas muy grandes. ¡Yo misma cometí ese error años atrás cuando trataba de esconder mi sobrepeso con camisas grandes!

Esto es peor que elegir prendas que se ajusten a tu figura, porque la ropa ancha te hace ver más grande, con forma de cuadrado o carpa. Cuando la ropa no se ajusta a la forma de tu cuerpo, los ojos del que te mira llenan el resto y ¡generalmente lo llenan con más de lo que en realidad hay ahí dentro! Las prendas con una forma que se ajusta más a tu figura son una elección mejor, lo creas o no, y ciertamente no quieres seguir ocultándote en tallas más grandes cuando comienzas a perder peso.

La clave es seguir observando y experimentando. Esto no sólo puede ser divertido, sino que también tiene su gran recompensa cuando todo cuaja y puedes realmente encontrar tu propio estilo personal.

¡Conclusión!

- Te guste o no, la gente sí te juzga por tu porte y estilo; ¡desarrollar tu presentación es esencial!
- El temor paraliza tus habilidades de comunicación; la experiencia las desarrolla.
- Las habilidades de comunicación pobremente desarrolladas impiden que las personas alcancen el éxito en sus carreras y en sus relaciones.
- Los buenos conversadores siempre están atentos —en el momento.
- 93 por ciento de lo que una audiencia capta de tu mensaje está basado en tu persona —tu porte, expresión y actitud.
- Sólo el 7 por ciento de tu mensaje proviene del contenido de tu discurso.
- "El contenido sin actitud es como un anzuelo sin carnada".
- "No es lo que dices, es la forma en que lo dices".
- Las audiencias rara vez retienen más de tres puntos clave. Reduce los tuyos a dos o tres.
- Ponte en el lugar de la otra persona antes de tratar de cambiar su opinión.

- Es todo cuestión de hacer la tarea y prepararse.
- El estilo personal es importante porque le dice a la gente quién eres, qué quieres y qué debería esperar de ti.
- ¡El cabello es la Historia B!
- Además de hacerte sentir fantástico y estar saludable, un programa de alimentación correcta y de ejercitación regular también te da el beneficio de lucir bien.
- Desarollar un estilo es la consecuencia de la observación aguda y la experiencia.

Nueve

ENAMÓRATE DE TU
ESTRÉS –¡O TE MATARÁ!

Vivir bien tu vida es lo mismo que vivir bien tu realidad. Una fuente de estrés muy común proviene de tratar de cambiar lo que no se puede cambiar y especialmente de no *aceptar* lo que no puede ser cambiado. Por ejemplo, a algunas personas les resulta difícil aceptar su edad. Tú deberías esforzarte siempre por estar lo mejor posible y lo más saludable que puedas, y a pesar de que no detendrás el tiempo, no estás condenado a ser la misma persona que eran tus padres cuando tenían cuarenta, cincuenta o setenta años. Hay mucho de verdad en afirmaciones como "Los cuarenta son los nuevos treinta", pero sólo si deseas hacer las transiciones y seguir adelante con gracia hacia cada etapa de madurez aceptando más que luchando contra la realidad de quien eres. (¿Has notado alguna vez que es relativamente común que los símbolos sexuales mueran jóvenes?) El estrés de envejecer, más el hecho de envejecer en sí, tiene su costo. He notado algo interesante en los comediantes también. Para algunos es difícil aceptar su realidad, mientras que otros comediantes la aceptan. Parecen morir o muy jóvenes por autodestrucción, como en los casos de Lenny Bruce, Freddie Prinze, John Belushi, Chris Farley y Richard Jeni o viven larga y plenamente como George Burns y Bob Hope.

También he descubierto que si saltas una etapa en tu vida, probablemente regreses y la vivas de todos modos. Verás esto a menudo en gente que se casa joven y tiene hijos de joven o tiene una carrera exitosa a una edad muy temprana. Tienden a comportarse como adolescentes cuando están atravesando sus treinta, abusando del alcohol, fumando, teniendo sexo en exceso y tomando drogas, porque no fueron insensatos cuando eran jóvenes. También sucede que rara vez están emocionalmente o psicológicamente preparados para la adultez.

Un sufrimiento... conocido

El cambio y lo desconocido causan mucho temor en la mayoría de la gente. Recuerdo un día en una terapia de grupo después de que todos habíamos estado lloriqueando sobre nuestros problemas, que nuestro terapeuta nos pidió que hipotéticamente pusiéramos todos nuestros problemas en el medio de la habitación y después por turnos eligiéramos el problema que más desearíamos solucionar. Sin excepción, cada uno de nosotros eligió su problema original porque era el problema que más conocíamos. Es más fácil luchar con la gente, los lugares y otros factores que nos resultan conocidos que hacernos cargo de un conjunto de circunstancias totalmente nuevas. La gente a menudo siente que lo desconocido produce mucho más miedo aun cuando lo "conocido" es un desastre. Al menos es un desastre *conocido*. Pensamos, *¡sé que esto apesta, pero al menos sé qué hacer con esta basura!*

Todos conocemos gente que va por la vida con una sonrisa en el rostro sin importar los desafíos. Siempre procesan sus problemas de

una manera positiva. Si oyen que se avecinan problemas, generalmente los afrontan así, "Ah, ese no es un gran problema. Yo ya
tengo seis bolas en el aire. ¿Qué diferencia hace una más?" Nunca
parecen tener problemas con un hijo más, una responsabilidad más
o una obligación más de la que hacerse cargo. No esperan que todo
se desarrolle sin complicaciones, y cuando las hay, no se sienten
abrumados.

Después están esas personas cuyas vidas podrían estar fluyendo
relativamente bien, pero nunca lo sabrías porque están siempre la-
mentándose y quejándose de estar abrumados y de que sus vidas
son más complicadas y más difíciles que la de cualquier otra persona. Y cuando tratas de ayudar a alguien así, descartan tu consejo.
Si les dices algo como, "Ah, yo sé cómo es eso. Déjame que te
ayude. Cuando eso me sucedió a mí, yo…", a menudo te interrum-
pen diciendo, "No, no puedes ayudarme. ¡Esto es diferente! ¡Tú no
sabes por lo que estoy pasando!"

Esta gente realmente no *quiere* ayuda. En verdad no quiere
una solución a su problema porque a ellos ciertamente les ha llegado a *gustar* cargar con una enorme cruz… Quieres decirles,
"Bien, ¿quién se encargó de hacerlo tan difícil? ¿Para quién estás
viviendo esta vida imposible?" Aun si simplificaras sus vidas, de
todos modos ellos la harían difícil. Realmente no quieren solucio-
nes porque una vez que hay una solución, ya no tienen un problema
del cual quejarse.

Mucho de esto tiene que ver con las expectativas de la gente. Si
creces con la expectativa de que la vida es fácil, te asombrarás
cuando descubras que no lo es. Si tu madre te esperaba todas las
mañanas con waffles caseros y jugo de naranja recién exprimido
mientras que Bambi y Thumper te vestían y te ponían tus pantu-
flas, estás destinado a desilusionarte el resto de tu vida. Los padres
hacen mucho más daño cuando son demasiado indulgentes con sus

pequeños príncipes o princesas. ¡La vida es dura! Comienza como una lucha, si nos remontamos hasta el espermatozoide y el óvulo.

Y continuamos luchando por la supervivencia hasta el día en que morimos. Si esperas que la vida sea fácil, se vuelve mucho más dura. Pero si planificas con anticipación, haces los ajustes necesarios con frecuencia y te las arreglas para superar lógicamente los obstáculos, golpes y rodeos, la vida puede ser maravillosa e incluso fácil.

Es esencial, de todos modos, que te despiertes con una actitud de "¡Amo la vida!"

Demasiada gente empieza el día como si fuera una enorme carga con la que lidiar. A veces hasta se estresan en sus sueños por la noche. Tengo un buen amigo así, quien, irónicamente, también es muy exitoso (aunque se siente un fracaso la mayor parte del tiempo). Le está yendo bien a pesar de su perpetua mirada negativa; es probable que su éxito sea motivado por la venganza. En cierto sentido, puede funcionar para él, pero es increíblemente estresante a largo plazo. Ni por un segundo es una receta para una vida feliz y gratificante. Después de muchos años de luchar con su negatividad, finalmente le dije que el mensaje que le enviaba a la gente todos los días era que nadie lo comprende, que es el hombre más abajo en el tótem (aunque no lo es), y (como siempre me lo recuerda) si no tuviera mala suerte, no tendría ninguna suerte. Le dije que todo lo que dice retroalimenta su actitud y finalmente convencerá a todos los que lo rodean de que él es un hombre fracasado, ¡condenado a la mala suerte!

Todos necesitamos hacer un balance de nosotros mismos con esto en mente. Aun si todo el mundo te ve como un gran talento, no querrán contratarte, recomendarte o elegirte para ser parte de su equipo (¡ni siquiera tener una cita contigo!) si consciente o inconscientemente te ven como un perdedor o una perdedora.

Cuando se trata del éxito, el talento es realmente menos importante que la confianza y una actitud ganadora. Una vez un joven muy buen mozo y carismático me propuso una idea. Estaba totalmente lista para firmar un acuerdo con él hasta que le dijo a mi manager, Rory Rosegarten, que estaba realmente entusiasmado y optimista por trabajar conmigo porque sus últimos siete proyectos habían fallado. Rory cambió instantáneamente de opinión acerca del muchacho y, con buen sentido, me dijo que no podía recomendarme que firmara el acuerdo.

La honestidad es una cosa, pero a veces es mucho más sabio retener información (o al menos darle una vuelta de tuerca positiva), especialmente en una situación como esa. Nunca digas cosas reprobatorias sobre ti mismo para ser gracioso, tales como "¡A mí ni siquiera me quieren para arrestarme en esta ciudad!" Esta clase de actitud finalmente se convierte en una profecía que se cumple a sí misma. No hay recompensa por predecir tu propio fracaso.

Para estar preparado para la lucha y el estrés de la vida cotidiana, es muy importante absorber, interiorizar y superar los contratiempos negativos. Todo el mundo necesita alguna clase de válvula de escape para aliviar la presión que se acumula al lidiar con los escollos. Para mí es el ejercicio. Encuentra la válvula de escape que funcione para ti —pero asegúrate de que no sea destructiva por definición. El alcohol puede funcionar como una válvula de escape por un corto tiempo, pero se puede convertir en un problema mayor que el problema inicial que se suponía tenía que solucionar. La comida, el sexo y las drogas también son comúnmente usados como válvulas de escape. Sin embargo, siempre intensifican el problema original. No resuelven el estrés en tu vida, sino que crean algo mucho más grande. Estás tragándote un perro para atrapar al gato, porque tragaste al gato para atrapar al ratón, y al ratón para atrapar a la araña y ¡todo lo demás que dice la canción para niños!

Olvídate de los calmantes de estrés negativos y adopta los positivos, comenzando por mi favorito —¡el ejercicio! El ejercicio es especialmente genial porque también puede ser adoptado como un hobby o pasatiempo —algo en lo que te distraes o de lo que te enorgulleces simplemente por el placer de hacerlo. Los pasatiempos son otra categoría de aliviadores de estrés positivos. Los pasatiempos que implican ejercicio tales como el baile de salón, el zapateo americano, el tenis, la gimnasia aeróbica, el golf y la natación brindan el doble de beneficio que los pasatiempos que no implican ejercicio tales como la jardinería, coleccionar objetos y las artesanías. Estos también son excelentes y recomendables, pero trata de adoptar un pasatiempo que involucre movimiento y ejercicio.

Es importante sacarle el "jugo" a todo lo que hagas a lo largo de tu vida. Busca esas pequeñas cosas, esas pequeñas bujías que te mantienen en movimiento. Sigue adelante. El amor y la pasión son grandes energizantes y calmantes del estrés. Puedes dedicar tu corazón a tu esposo o esposa y niños, por ejemplo. Uno de mis momentos favoritos del día es llevar en auto a mis chicos a la escuela por la mañana. Para equilibrar el estrés del trabajo, puedes decir, "Trabajé duro hoy, de modo que tendré una linda cena con mis chicos esta noche". O, "Inmediatamente después de la temporada agitada en mi trabajo, voy a planear una linda escapada de fin de semana con mi familia".

Otro maravilloso aliviador del estrés es la meditación, y no estoy hablando sólo de la meditación oriental habitual, en la que te concentras en absoluta quietud. La meditación que yo prefiero es la que hago mientras organizo algo en mi casa, ya sea un guardarropa, un cajón o un gabinete. Puede parecer un poquito descabellado, pero organizar algo siempre ha sido una terapia maravillosa para mí. Me mantiene concentrada, me da un ritmo fijo y puedo sentir realmente cómo la presión desaparece de mi cuerpo. Es lo mismo que siento cuando camino sobre la cinta de caminar.

Todos tenemos nuestras pequeñas particularidades y mañas

cuando se trata de estrés y las cosas que nos molestan. Mi hermano y coautor, Lorin, por ejemplo, tiene un problema con el ruido. Se convierte en un viejo refunfuñón (aunque todavía parece tener treinta) cuando oye un perro ladrar incesantemente o a un vecino escuchar música a todo volumen. Como podrán imaginar, yo tengo problemas con las cosas que están desorganizadas y fuera de lugar. Casi puedo sentirme físicamente enferma cuando mi casa o guardarropa están en desorden. Pero con dos chicos y una agenda apretada, es imposible mantener mi casa en la forma en que me gusta. He aprendido a poner este "factor de estrés" a un lado. Cuando tengo que hacerlo, puedo ignorar pequeños desórdenes alrededor mío concentrándome en lo que es importante antes que detenerme demasiado en algo que sé en mi corazón que es trivial.

Un factor de estrés muy común para la gente en estos días es el tránsito. Ya no importa dónde vivas; el tráfico es un drama mayúsculo en todos lados. Puedes estresarte y luchar contra un problema que realmente no puedes solucionar o puedes adoptar formas de superarlo. Si no lo haces, estas pequeñas cosas de la vida pueden ir sumándose lentamente con los años hasta matarte —o, en el caso de la ira por el tráfico, ¡matarte rápidamente! Recuerda, puedes elegir una ruta diferente, partir antes, tranquilizarte con ejercicios de respiración o escuchar tu música favorita, conferencias en audio, libros en CD o programas de radio —lo que sea que te ayude a retomar el control sobre tu enojo.

Estos son algunos otros típicos productores de estrés y algunas sugerencias sobre cómo aceptarlos o superarlos. Vale la pena investigar todo lo que se menciona aquí de modo que puedas tratar de deshacerte de los productores de estrés y vivir tu vida de la forma que quieres vivirla.

Desorden. La gente que ha leído mis libros conoce uno de mis consejos favoritos acerca de la organización: nunca dejes una habitación con las manos vacías. Si sigues esta regla, rara vez sentirás estrés porque tu casa está desordenada. Aprendí este gran truco de mi madre (que lo aprendió de Ingrid Bergman en una revista para fans). Pocas veces la vi a ella dejar una habitación sin recoger algo y yo ahora soy como ella. En realidad, he conseguido que mis chicos y mi esposo hagan esto también. Es increíble, en consecuencia, cuánto trabajo se hace automáticamente. ¡Y estarás mucho menos estresado por el desorden!

Dinero. Si el dinero (o la falta de él) te está causando estrés, necesitas examinar primero por qué estás teniendo un problema financiero. ¿Has estado haciendo lo que sabes que necesitas hacer para mejorar tu situación? Los dramas por deudas pueden ser resueltos sólo si se enfrenta la verdad, evaluando el daño, haciendo un plan y después ajustándote a él. Puede ser así de simple. Requiere, de todos modos, disciplina. Cuando yo era una estudiante de segundo año en la universidad, mi percepción del dinero cambió por completo cuando una amiga me enseñó cómo cuidar el dinero y ajustarse a un presupuesto. Me hacía escribir todo lo que hacía y todo lo que gastaba, hasta el último centavo. A pesar de que mi ingreso y mis gastos han cambiado mucho desde entonces, todavía sigo los principios básicos de mi amiga. ¡Ten presente que salir de una deuda puede ser un proyecto divertido y darte mucha satisfacción! Comienza por evaluar el daño creando un plan de acción y luego llevando un registro de tu progreso a lo largo del camino.

Peso. Los temas vinculados al peso pueden remediarse de forma similar a la que sugiero para arreglar un mal presupuesto. Ambos requieren disciplina y ambos requieren un plan sólido. Como he dicho en algún otro lugar en este libro y en otros libros, la reducción de peso depende en su totalidad del mejoramiento de la *calidad* de tu comida —y la cantidad se acomodará sola. Nunca está de más repetir que el factor clave para volverse saludable y controlar tu peso es aprender a amar la comida que te ama. Cambia tu paladar y cambiarás tu vida. ¡Lo digo a menudo porque eso es simplemente de lo que se trata!

Trabajo. Si te aterra ir al trabajo todos los días, necesitas descubrir cuál es la raíz de tu ansiedad. Una vez que eso está establecido, después puedes tratar de remediar tu estrés. ¿Se debe a la gente con la que trabajas? ¿Estás recibiendo el respeto que te mereces? ¿El salario correcto por tus servicios? ¿Cómo está dispuesto tu espacio de trabajo? ¿Está desorganizado? Llega al fondo de estas cuestiones y estarás en camino a resolver tu estrés —puedes comenzar a trabajar para llegar a una solución que revierta tus problemas.

Dramas familiares. Siempre digo que la estructura familiar funciona como una escultura móvil. El peso y la importancia de cada pieza en el móvil es diferente. La pieza de cualquier miembro de la familia puede ser pequeña, grande, pesada o liviana. En cualquier momento que un miembro de la familia atraviese un cambio, ya sea enfermedad, cambio de escuela, partida o abandono del hogar, pubertad, pérdida de peso, pérdida de un trabajo o éxito, el equilibrio de estas piezas tiende a cambiar. Esa es la razón por la cual verás rebeliones menores en la dinámica de la familia cuando algo nuevo entra en escena. Los problemas no son siempre obvios, pero puedes sentir que algo está causando estrés. (A no ser que el problema se haya vuelto una parte tan habitual de tu estrés que ya no recuerdas más el origen o causa del mismo.) A veces, estamos tan acostumbrados a cierta clase de estrés que ya no lo vemos como estresante. Si el dolor persiste durante suficiente tiempo, deja de sentirse como algo doloroso. A menudo necesitamos dar un paso fuera de nuestra rutina para verla tal cual es realmente, o que alguien nuevo entre a escena y nos la señale.

¿Un poco de tu estrés se origina en la forma en que tu familia se relaciona con el resto del mundo? ¿Tienes algún problema familiar mayor que te ha impedido vivir más libremente? ¿Has heredado de tu familiar algunos miedos irracionales a volar, nadar o a tener una cita con alguien? Estos temores no deseados pueden volverse estresantes porque la gente a menudo quiere vivir su vida en contraste con la forma en que fue criada, pero algún temor familiar de raíces profundas que ignora la detiene inconscientemente. Lorin y yo fuimos hace muy poco a una reunión con compañeros de la escuela primaria y uno de los chicos de nuestro vecindario le dijo a Lorin, muy inapropiadamente, "Nunca fui a la escuela de danzas de tu mamá porque siempre pensé que hacerlo era un poco gay".

Y Lorin le dijo, "Yo siempre me reí de muchachos como tú. Porque estabas tan preocupado por no parecer gay que te perdiste la oportunidad de bailar, hacer ejercicio y, lo más importante, socializar con todas las chicas hermosas del barrio que iban a nuestra escuela de danza. ¡En lugar de eso, probablemente te la pasaste en el gimnasio, ejercitando con un grupo de muchachos sudados!" Este es un buen ejemplo del conflicto entre hacer lo que quieres y verte reprimido por algún temor familiar de raíces profundas.

No tengas miedo a cuestionar algo que has estado haciendo ciegamente toda tu vida, especialmente si sientes que no está bien. Puede ser una fuente de estrés porque nunca lo examinaste desde el otro lado. Es posible que la importancia que tu familia le haya dado a un tema ya no sea vigente para ti.

Relaciones. Si sientes estrés en una relación romántica, cabe la posibilidad de que ambos estén alimentándolo y causándose estrés mutuamente. El estrés en una relación es un callejón sin salida. Generalmente puedes darte cuenta de mucho respecto a tu relación con alguien por cómo te sientes contigo mismo inmediatamente después de haber estado con tu pareja. Si te sientes bien, contento y optimista, ese es un excelente indicio de que tu relación es saludable. Si te sientes menospreciado, resentido o enojado la mayor parte del tiempo, tienen problemas que necesitan ser corregidos. Si no pueden ser corregidos, la relación probablemente debería ser disuelta, a menos que su combatividad mutua sea realmente una fuente de estimulación para ambos, antes que una fuente de estrés. A algunas personas les encanta pelear unas con otras; es su estimulación erótica. Para los que están fuera de la relación puede parecer estresante, pero para la pareja no lo es. Lo que mataría a una pareja ciertamente alimenta a otra. Por ejemplo, mi hermana y su esposo son jugadores de bridge a nivel internacional. Como pareja, prosperan y se alimentan de competir juntos o ser contrincantes en grandes torneos en todo el mundo. La mayoría de las otras parejas probablemente querrían matarse uno a otro en un juego tan competitivo, pero ellos no. Ellos se conocieron y se casaron felizmente años atrás y su conexión al mundo del bridge es uno de los pilares de su relación.

Una cualidad que he observado en las parejas de dobles más grandes del mundo en el tenis profesional es que cada miembro de la pareja está constantemente dándole apoyo al otro. Podrías poner a los jugadores de tenis que ocupan el primero y el segundo puesto en el ranking mundial en el mismo equipo de dobles y si ellos tienden a ser contenciosos, probablemente no pasarán la primera ronda en Wimbledon o el U.S. Open. Pero si tomas dos jugadores en los puestos cuarenta o cincuenta del ranking con gran química que se apoyan mutuamente en sus puntos fuertes y se protegen de sus debilidades, tendrán una gran posibilidad de ganar el campeonato.

Una gran fuente de estrés para muchas relaciones es la confianza. La mayoría de la gente tiene un profundo temor de no enterarse cuando su pareja tenga una aventura amorosa. ¡Generalmente le molesta más a la gente si descubren que fueron engañados después del acontecimiento que si se enteran sobre la aventura mientras sucede! Les da un poquito más de sentido de control sobre la situación —al menos nadie está tapándoles los ojos. La gente simplemente odia sentirse engañada. Este es un problema para las mujeres, pero parece que los hombres en particular se molestan por el engaño. Puede ser un gran golpe para el ego de un hombre y puede ser una fuente significativa de estrés.

No seas un Lemming

Más que nunca en estos días es importante cuestionar la autoridad y desconfiar de la información con la que nos bombardean día tras día. Un amigo mío muy desanimado me dijo recientemente que había leído un artículo que afirmaba que la gente, en última instancia, no puede cambiar el 80 por ciento de quienes son, y que la mayoría de los intentos por cambiar los patrones de fracasos pasados son inútiles. A mí siempre me divierten los artículos y las afirmaciones como ésta, pero también me enojan, porque la gente cree en ellos. Puedes leer todas las estadísticas que quieras, pero lo que importa es tu sistema de creencias en *ti mismo*!

Ten presente el propósito detrás de lo que ves, lees y oyes en los medios. La información es divulgada para vender revistas, espacio publicitario o algún otro producto que a menudo el lector desconoce. Los medios necesitan capturar tu atención, aun cuando para hacerlo digan cosas que desafían la lógica y el sentido común. A veces los resultados que se obtienen de proyectos de investigación muy exhaustivos resultan falaces porque están financiados y dirigidos por una industria que obtiene ganancias de resultados predeterminados. Es muy común que industrias que compiten lleguen a conclusiones completamente diferentes, aun cuando ambas hayan hecho investigaciones amplias. Ambas no pueden estar en lo cierto. ¡En realidad, a menudo ambas están equivocadas! Si el público se siente confundido acerca de la información contradictoria que recibe, es porque es su intención que la información te confunda. Nos hemos convertido en una sociedad obsesionada por la investigación, lo cual es irónico porque una parte tan grande de ella es falaz. Los resultados contradictorios son comunes, de modo que sabemos que ¡al menos uno de ellos tiene que ser falso! Y, sin embargo, la gente habla interminablemente sobre algún estudio como si fuera la última palabra sobre un tema.

Sé especialmente escéptico cuando oyes información favorable sobre las industrias farmacéuticas, de la carne o los productos lácteos. Las industrias de la carne y los lácteos fueron los actores principales detrás de la creación de las confusas pirámides alimenticias del gobierno, de ambas, la de principios de los años noventa y la más reciente. Estas pirámides son intencionalmente confusas y engañosas porque si el público realmente comprendiera los peligros de comer proteína animal diariamente, habría una reducción sustancial en su consumo y esas industrias se verían afectadas. Cuando aparece un informe citando los peligros de los productos animales, otro informe, secretamente vinculado a la industria de la carne y los productos lácteos, muestra algún tipo de beneficio asociado con el consumo de carne y productos lácteos.

Tal como lo mencioné antes, yo estaba haciendo campaña a favor de una mayor conciencia sobre los peligros de la carne y los productos lácteos en Washington en el momento en que la última pirámide alimenticia fue creada. Me di cuenta de cuán inútil puede ser la lucha cuando te enfrentas a un grupo tan rico y poderoso como la industria de la carne o los productos lácteos. Las compañías farmacéuticas, que también están en el negocio de la desinformación, quieren que el mundo crea que la salud óptima depende de píldoras fabricadas en un laboratorio. Propagan información que casi quita toda importancia al rol que tienen la dieta y el ejercicio para prevenir enfermedades. Desafortunadamente, dado que las compañías farmacéuticas financian mucha de la educación y los textos de nuestras escuelas de medicina, la información difundida a nuestros médicos está basada en la misma filosofía y desinformación. No es poco común que un paciente sea dado de alta de un hospital con nueve o diez prescripciones médicas, en lugar de lo que realmente ayudaría a su salud a largo plazo: una recomendación de una dieta densa en nutrientes y ejercicio para estimular y fortificar el sistema inmunológico al mismo tiempo que a los otros sistemas (cardiovascular, endocrino y circulatorio).

El escepticismo es tu mejor herramienta contra la desinformación. Cuando leía libros sobre el embarazo antes de mi primer hijo, veía todas las advertencias comunes: aumentarás x cantidad de peso, sufrirás de frecuentes ataques de edema, hinchazón y constipación, etcétera. Cuando investigué por mí misma, me di cuenta

de que la dieta rica en productos lácteos que era comúnmente reco-
mendada con este consejo era la que *causaba* todos esos síntomas
negativos.

No puedes ser un lemming y simplemente seguir a ciegas a
cualquiera, a las estadísticas o la opinión de la mayoría. A veces
tienes que confiar en tus instintos aun cuando vayan contra el 90
por ciento de lo que la población te está diciendo. Hay un pequeño
porcentaje de la población que va a obtener grandes ganancias al
engañar a la mayoría. Nunca tengas temor de ir contra la corriente.
El pensamiento revolucionario está casi siempre detrás del verdadero progreso en la vida.

¡Conclusión!

- Una fuente de estrés muy común proviene de tratar de
  cambiar lo que no se puede cambiar o de no *aceptar* lo
  que no puede cambiarse.
- El cambio y lo desconocido resultan muy atemorizantes
  para la mayoría de la gente.
- Muchísima gente comienza el día como una carga.
- Para estar preparado para la lucha y el estrés de la vida
  diaria, es muy importante poder absorber, interiorizar y
  superar los contratiempos.
- Puedes estresarte por un problema que no puedes arreglar realmente o puedes adoptar formas de manejarlo.
- Las grandes deudas pueden ser resueltas sólo si se
  afronta la verdad.
- Cuando te concentras en la *calidad* de tu alimento, la
  cantidad se cuida sola.
- Si tienes miedo de ir al trabajo todos los días, necesitas
  descubrir cuál es la raíz de tu ansiedad.

- Las estructuras familiares funcionan como una escultura móvil. Cada pieza afecta la escultura en su totalidad.
- Podemos llegar a acostumbrarnos tanto a algunos tipos de estrés que ya no los vemos como estresantes.
- Generalmente puedes saber cómo es una relación con alguien de acuerdo a cómo te sientes contigo mismo inmediatamente después de haber estado con tu pareja.
- La mayoría de la gente tiene un profundo temor a no enterarse cuando su pareja está teniendo una aventura amorosa.
- Es más importante que nunca cuestionar la autoridad y desconfiar de la información.
- Es muy común para las industrias que compiten llegar a conclusiones totalmente diferentes en sus investigaciones. Ambas no pueden estar en lo cierto.
- ¡Nunca seas un lemming!

Diez

EL ÓRGANO MÁS SEXY
ES... ¡TU CEREBRO!

¡Tú sabías que dejaría lo mejor para (casi) el final!

Parece que no importa de qué otro tema empiecen a hablar las mujeres (u hombres), tarde o temprano el tema siempre llega a nuestro favorito... ¡el sexo! Es un tema tan interesante que hablar sobre él es como cantar karaoke. La gente se niega a empezar pero una vez que lo hacen, no se los puede detener. Investigando sobre el tema de la pasión, la energía y el deseo, me he llegado a dar cuenta de que, más que nada, ¡tu órgano más sexy es el cerebro! Así es. Ese es el centro.

Tu cerebro construye o destruye todo lo que haces en la vida. ¡La percepción es todo! No importa cuán negativo veas algo en este preciso momento, tu percepción puede cambiar de modo que puedas comprender mejor, aceptar, disfrutar, comer, comportarte y finalmente sentirte tanto mejor de lo que lo haces. Tu cerebro determina cómo responses al dolor, al temor, la comodidad y el placer. Cualquiera que haya hecho mi programa Total Health Makeover sabe cuán diferente puedes sentirte respecto a la comida después de comer sanamente por un tiempo. Hay muchas cosas que yo amaba comer que no volvería a tocar ahora, y muchos alimentos que no hubiese encontrado apetitosos en el pasado y que ahora adoro. Hay una enorme diferencia entre mi viejo paladar y mi nuevo paladar. "Hacer un giro de 180 grados" es posible no sólo para la comida, sino también para la mayoría de las cosas en la vida, ¡especialmente el *sexo*!

Cada sentimiento sobre el sexo comienza en ese poderoso cerebro tuyo. Está conectado con la forma en que te sientes sobre ti mismo, lo que has observado en tus padres y su relación y lo que ellos te han enseñado acerca del sexo opuesto. Tiene que ver con cómo te relacionas con tus hermanos, amigos y amantes anteriores e incluso con lo que has aprendido de la religión, los medios, la política y todas las demás cosas a las que estás expuesto todos los días. Toda esta información puede empañar tu claridad y la confianza en ti mismo cuando se trata de sexo. No puedes simplemente andar por ahí reaccionando instintivamente como los animales (no importa cuan divertido parezca), pero al menos tienes la habilidad de hacer las cosas más picantes con tu propia creatividad. Los perros y gatos no tienen mucha preparación de vestuario ni estimulación erótica antes del acto sexual (excepto Snoopy, que siempre me impresiona como un poquito... bueno... ¡*perro*!)

No puedes vivir bien si no te sientes cómodo con tu propia sexualidad. Es tan simple como eso. No importa lo que diga otra gente de ti; la forma en que te sientes *tú* en tu propia piel controla tu vida sexual. Todos hemos conocido gente increíblemente sexy que muy dentro de sí *no se siente sexy*. Podrías lucir como Angelina Jolie pero si tienes problemas en tu cabeza, tienes problemas en el dormitorio. (Aunque también es cierto que si luces como Angelina Jolie, a tu pareja probablemente no le importe que estés un poco loca.)

¡Nada nos hace sentir más vivos que una vida sexual divertida, excitante, traviesa y subida de tono! Todos somos capaces de rendirnos a una gran pasión y una impulsividad salvaje y no hay nada de malo en eso. Deberíamos permitirnos la libertad de bajar la guardia y explorar. Pero no cabe duda: lo mejor para arruinar el momento, es la inhibición. No puedes ser un gran amante si tus "unidades de atención" están concentradas en lo negativo. Ya sea que se trate de cuestiones relacionadas con el cuerpo para las mujeres (peso, pechos pequeños, muslos rellenitos) o cuestiones relacionadas con el cuerpo para los hombres (tamaño del pene, panza de cerveza, sudor excesivo), sobre el escenario o en el dormitorio, la ansiedad puede hacer que hasta los jugadores más confiados y dotados estén preocupados sobre su "desempeño".

El sexo no es la parte más importante de una relación íntima, pero si está "apagado" se puede *convertir* en la parte más importante. Conozco a muchas mujeres que dicen que "viven en sus cabezas" cuando se trata de sexo. Su imaginación está cargada sexualmente y fértil con creatividad y deseos, pero sus parejas no tienen idea de por qué estas mujeres se quedan en silencio.

Demasiado asustadas para abrir la bocas.
Demasiado asustadas de su propio enojo.
Demasiado asustadas de su propio poder.

Se guardan su deseo y sus fantasías para sí mismas. Esto finalmente conduce a problemas porque sus parejas sienten un distanciamiento y se sienten excluidos. No esperes jamás que tu pareja pueda leer tu mente. Nada se gana al guardar tus deseos y pasiones para ti misma. Las mujeres a menudo se sienten muy temerosas de expresar sus deseos reales porque temen que su amante las juzgue como demasiado pervertidas. Podría sorprenderte descubrir que tu pareja realmente aprecia tu lado salvaje. Mi consejo es ir introduciendo estos sentimientos y fantasías poquito a poco y prestar atención a cómo responde tu pareja. No tiene sentido apurarse. En realidad, es divertido ir a tu propio ritmo, dejar que se desarrolle lentamente y construir un poco de tensión sexual.

Mucho de lo que pensamos sobre el sexo, el deseo y la pasión se genera a partir de tempranas impresiones de nuestros padres y de cómo se relacionaban entre ellos. Estas impresiones tempranas todavía tienen poder sobre nosotros, nos guste o no. Las imágenes de verlos juntos, relacionándose, su lenguaje corporal y su comodidad o incomodidad física al estar uno con el otro son factores que cuentan. También tenemos imágenes de películas, por supuesto, y de lo que pensamos que debería ser una relación en términos de conducta y apariencia física para cada persona. Desde el momento en que aterrizamos por primera vez en el territorio de las citas amorosas, hemos tenido expectativas y hemos sido influenciados por cómo responde la gente a nosotros y por cuán torpes o confiados nos sentimos comparados con la relación entre nuestros padres y la de aquellas parejas que vimos en el cine. (Créeme, hasta el día de hoy, todavía trato de estar a la altura de cada imagen de la versión de *The Thomas Crown Affair* de 1967.) De modo que aquí estamos, con todo este "bagaje" de nuestro pasado. Todas las citas, buenas y malas. Todas las relaciones, buenas y malas. Todos los desengaños por los que has atravesado y has visto en otra gente. Todo el *sexo* que has tenido, bueno y malo. ¡Todos los *problemas físicos*!

Eso es lo que traes a la cama contigo —en la cabeza. ¡Está demasiado abarrotada de información! Es como una película de los hermanos Coen. Es como Cinemax después de la medianoche. Y no se limita solamente al dormitorio —traes estas imágenes a cada relación y encuentro que tienes. ¡Es sorprendente que tu cabeza no explote!

Y después, para complicar realmente las cosas... ¡la otra persona también trae todo su bagaje! No es de extrañar que sea duro ponerse juguetón.

Encima de todo eso, también tienes responsabilidades, tus chicos, tu vida, tu trabajo y todas las otras "cosas" —el enojo, el resentimiento, la indiferencia y los puntos irritables— que podrías estar sintiendo hacia la otra persona. Agrégale el aburrimiento y la hostilidad, y no sorprende que la mayoría de nosotros queramos tomarnos alguna bebida u otra sustancia que altere nuestro estado de ánimo para poder apagar nuestros cerebros y anestesiarnos para entrar en otro estado mental. Esto a menudo conduce a una peligrosa caída en espiral y a evitar o luchar contra pensamientos, lo cual puede hacerlos más fuerte todavía. En lugar de tratar de cerrarte o enmascarar lo que te está molestando, concéntrate en las cosas buenas, los placeres divertidos y emocionantes. Si las otras cosas más negativas aparecen sigilosamente, entonces, ¿qué? No pienses demasiado en ellas o dejes que te molesten. Acéptalas y regresa a lo que disfrutas.

Pensar sexy

"Pensar sexy" es un estado mental que deberías llevar a lo largo del día, no sólo a la hora de ir a dormir. Sin importar cuáles sean los dramas de tu pasado, los problemas con tu cuerpo, los problemas de la vida cotidiana y todas tus otras cuestiones sexuales negativas, puedes de todos modos *pensar* sexy. Está bien tener presentes todos tus otros sentimientos, pero trata de no dejarte llevar por ellos al lado oscuro. La gente a menudo se concentra en su pasado sexual negativo y esto conduce a una energía sexual no saludable. Mantenerse en lo negativo no le hace bien a nadie —ni a ti ni a tu pareja. Ten en cuenta que eres humano, y que la gente del pasado con la que puedes sentirte resentido también es humana y susceptible a todas las debilidades humanas comunes. Perdónate y perdónalos a ellos, y sigue adelante.

Nunca te concentres en tus puntos débiles, *especialmente* en el dormitorio. Enfrenta el hecho de que todos los tienen. Los hombres generalmente son mucho menos cohibidos de modo que no ven todas las pequeñas cosas que nos vuelven locas sobre nosotras mismas. Las mujeres se ven a sí mismas desnudas y notan todas sus imperfecciones. Los hombres nos ven desnudas y piensan, *¡Hurra, está desnuda!* La mayoría de los hombres no se preocupa por los detalles. Siempre pienso que si los hombres sintieran por las mujeres lo mismo que las mujeres sienten por sí mismas, probablemente nos extinguiríamos como especie.

Si la gente pudiera quitarse de encima sus propias "unidades de atención" y ponerlas sobre su pareja, tendría muchos mejores momentos y se sentiría mucho más sexy. En otras palabras, deja de gastar tu tiempo pensando en lo que no traes a la fiesta; concéntrate en cambio en lo que haces mejor. Podría ser algo físico, como una parte de tu cuerpo especialmente sexy o algún tipo de técnica excitante o incluso una fantasía creativa que te encantaría compartir. Lo mismo es cierto para cómo te sientes con respecto a tu pareja. No pongas tu atención en lo que no te gusta de ella. Todos tenemos algo en lo que nos distinguimos. Recuérdate a ti mismo las cosas que te atrajeron de tu pareja al principio. Y más importante aún, mantén abiertos tus receptores para descubrir nuevas cosas en tu pareja que puedan ser atractivas *ahora*. Cuando haces sentir deseable a tu pareja, él o ella percibirá esto y se volverá automáticamente más deseable. Una relación puede alimentarse a sí misma en una dirección positiva, complementaria y de apoyo mutuo, o puede caer en espiral por un camino negativo, cohibido, a la defensiva y competitivo. Depende de ti. Tienes el poder de conducirla en la dirección que quieras.

El principio del placer

¿Has tenido alguna vez la suerte de tener una pareja que disfrutara meticulosamente de todo el "ritual" del sexo, la clase de persona que trata al sexo como una fiesta gourmet de diez platos, con muchos picos y valles de placer? Cuando he estado en relaciones de este tipo (¡como ahora con mi esposo!), siempre me excito de sólo pensar en cómo será nuestro próximo encuentro. ¡Me descubro a mí misma desarrollando pequeñas ideas creativas para traer a la experiencia "de la cena"!

He descubierto que no tienes que esperar deseando encontrar a ese tipo de persona. ¡No tienes que esperar a que alguien te dé permiso para ser sexy! Tú puedes tomar la iniciativa y convertirte en esa persona, y la mayoría de las parejas estarán encantadas de seguirte. Algunas pueden llegar a requerir un poquito más de tiempo y de persuasión inteligente, pero sé paciente. Siempre vale la pena. Nunca te sientas inhibido para actuar algún personaje, disfrazarte, jugar juegos o explorar fantasías secretas. ¡De todo eso se trata el placer! Siempre y cuando ambos estén de acuerdo, deberías permitirte la libertad de ir a donde tus fantasías te lleven. Ahí es cuando realmente puedes sorprenderte a ti mismo.

Una gran parte de ser saludable y vivir bien es estar en contacto con tu cuerpo. ¡Sentirse vivo, vibrante y cómodo dentro de tu propia piel es algo a lo que vale la pena apuntar! Un ejercicio popular que propongo en mis clases es pasar todo el día o todo el fin de semana pensando sexy. Esto no es nada de lo que debas asustarte —simplemente ayuda a ponerte en contacto con el hecho de que tu sexualidad ¡proviene de ese cerebro sexy que tienes! No temas dar un paso más allá y prueba poniéndote algo sexy o actuando sexy. Puede ser ponerse lencería erótica, hacer algo para una persona importante para ti o aprender algo nuevo sobre ti mismo. Créeme, pensar en ti mismo como una persona sensual te hace sentir vivo, te da energía, hace que los líquidos fluyan y hace que cada célula de tu cuerpo esté en alerta.

Una relación sexual es lo que te separa a ti y a tu pareja del resto del mundo. Nadie más sabe qué sucede detrás de puertas cerradas, pero ése es realmente el laboratorio para tu relación. Es aquello que ninguno de ustedes dos comparte con nadie más en el mundo. ¡Y que no debería! Tampoco se trata solamente del acto sexual. Se trata de estar cerca. Se trata de compartir la intimidad. Se trata del "momento de calor" y de descargar el resto del día. Se trata de tantas cosas. Y ésa es la razón por la que es tan importante.

Cuando escucho a la gente decirme que está aburrida en la cama, le digo lo que mi madre siempre decía: "Si estás aburrido, ¡eres aburrido!" Esto es verdad especialmente cuando se trata del sexo. La gente a menudo culpa a su pareja cuando en realidad debería estar analizando qué es lo que no está haciendo en el dormitorio. Puedes estar pensando, *todo esto suena fantástico, pero he estado con mi pareja por tantos años, y él hace esto y yo hago aquello, y él no es muy bueno.* Tú tienes el poder de cambiar eso, pero tienes que cambiar la rutina un poquito. En lugar de pensar en lo que tu pareja *no* está haciendo, concéntrate más en cuán sexy puedes ser *tú*. ¡Comienza por verte a ti mismo como esa criatura sexual que puedes llegar a ser en el dormitorio! Tu pareja ni siquiera tiene que saber que estás concibiendo esta idea. Date permiso para pensar lo que quieras. Y para las mujeres que se quejan de que el sexo es lo único que su pareja quiere compartir: tal vez es la única forma que conoce para expresarse a sí mismo. Puedes comenzar a trabajar para conseguir lo que tú quieres y necesitas de él, pero prueba cambiando tú primero. (¿No fue John F. Kennedy quien dijo, "No preguntes qué puede hacer tu pareja por ti —pregunta qué puedes hacer tú por tu pareja"?)

La próxima vez que estés con tu pareja (no importa si es una relación de largo tiempo o alguien que recién has comenzado a ver), haz un pequeño experimento, pasa el día "pensando" sexy. Mueve tu cuerpo en forma diferente mientras caminas por tu oficina. Ponte algo que tu cuerpo sienta bien y exhibe la mejor parte de tu cuerpo. Haz un llamado telefónico y di algo un poquito más provocativo de lo común. Tómate cinco minutos del día y sueña despierto sobre la mejor experiencia sexual que hayas tenido alguna vez. Lo que es aun mejor, planifica un escenario sexy para ti y tu pareja con tanta consideración y previsión como lo harías con una cena importante. ¿Qué tal si sólo tú tuvieras ese delicioso secreto? Olvida todas tus imperfecciones, los problemas en tu vida y con tu pareja, y simplemente pasa algún tiempo realmente creativo haciéndole caso a tus fantasías. Hay muchas formas en que podemos cambiar de modo que para la hora en que lleguemos a esas sábanas (¡o a la mesa de la cocina¡) suceda mucho más que ¡lo mismo de siempre, lo mismo de siempre!

La mayoría de la gente da por descontado que ser sexy requiere de otra persona. Eso siempre es lindo, por supuesto, pero también trata de atraer sexualmente a la otra persona a partir de tu propia autoestima y tu propia expresión. Tener confianza en sí mismo es sexy. Sentirte femenina y sensual en tu ropa es sexy. Tener una actitud firme, enérgica y poderosa es sexy para los hombres y las mujeres. Caminar con decisión es sexy. Transpirar es sexy. Estar limpio es sexy. Dormir pacíficamente es sexy.

El sexo tiene que ver con muchas otras cosas además del acto sexual. Tiene que ver con tener una mente abierta y ver las posibilidades en todo. Tiene que ver con ser sensual. Tiene que ver con comer una comida y realmente disfrutarla, experimentando realmente los sabores y las texturas en tu boca y en tu lengua y realmente ser capaz de oler y tocar y captar todo lo que te rodea. ¡Tiene que ver con estar vivo!

¿Sabes qué es sexy? ¡Cualquiera que esté lo suficientemente cómodo en su propio cuerpo como para dejarse ir!

¡Conclusión!

- Tu órgano más sexy es —¡tu cerebro!
- La percepción se puede cambiar de modo que puedas comprender, aceptar, disfrutar, comer, comportarte y finalmente, sentirte mejor de lo que te sientes ahora.
- Necesitas sentirte cómodo con tu propia sexualidad.
- Nada te hace sentir más vivo que una vida sexual divertida, excitante, sorpresivamente traviesa y subida de tono.
- El sexo no es la parte más importante de una relación íntima, pero si está "apagado", puede *convertirse* en la parte más importante.
- Jamás pretendas que tu pareja lea tu mente.
- Mucho de lo que pensamos sobre el sexo, el deseo y la pasión se genera de impresiones tempranas basadas en nuestros padres y de cómo ellos se relacionaban el uno con el otro.
- "Pensar sexy" es un estado mental para tener a lo largo del día, no sólo a la hora de ir a la cama.
- Convierte tus "unidades de atención" negativas de ti mismo en atención positiva hacia tu pareja.
- Deja de perder tiempo pensando en tus debilidades, concéntrate en cambio en lo que haces mejor.
- Cuando haces que tu pareja se sienta deseable, tu pareja *pasará a ser* más deseable automáticamente.
- Una relación puede alimentarse a sí misma en una direc-

ción positiva, complementaria, de apoyo mutuo, o puede caer en una espiral descendente por un camino negativo, cohibido, defensivo y competitivo.

- ¡No tienes que esperar que alguien te dé permiso para ser sexy!
- Una gran parte de ser saludable y vivir bien es estar en contacto con tu cuerpo.
- Una relación sexual es lo que te separa a ti y a tu pareja del resto del mundo.
- "¡Si estás aburrido, eres aburrido!" Esto es especialmente cierto cuando se trata de sexo.
- En lugar de pensar qué es lo que tu pareja *no* está haciendo, concéntrate más en cuán sexy puedes ser *tú*.
- No preguntes lo que tu pareja puede hacer por ti —pregunta qué puedes hacer tú por tu pareja.
- Planifica un escenario sexy para ti y tu pareja.
- No temas "pensar sexy" durante todo el día.

Once

EL BOOTY CAMP BLITZ

A esta altura probablemente tengas una muy buena idea de cómo vivir bien, pero aun con todo este conocimiento, alguna vez podrías necesitar ese empujoncito de cinco días para llegar a una fecha límite que se acerca rápido —piensa en una boda, reunión con compañeros de secundaria o entrevista de trabajo. Este es un *Booty Camp Blitz* (Ataque al Campo de Entrenamiento), y es exactamente el truco para conseguir un mejor cuerpo en cinco cortos días. El *Booty Camp Blitz* es un pequeño as en tu bolsillo trasero que puedes jugar en cualquier momento. Pruébalo una vez, ¡y sabrás si funciona!

¡Qué divertido! Cinco días de minicomidas, ejercicio extra, y desafíos todos los días pueden hacer arrancar realmente (¡o volver a arrancar!) hábitos saludables que marcarán una diferencia en tu salud, aun en ese tiempo tan corto. Un poquito de competencia a medida que transcurre también se suma a la diversión y camaradería de la clase.

—LYRICAL,
Miembro de Marilu.com

CONTRATO POR CINCO DÍAS CON EL *BOOTY CAMP BLITZ*

Las reglas del *Booty Camp Blitz*

1. **¡Preséntate para jugar!** Entrégate a esto durante cinco días completos.

2. **Cepíllate la piel** —todos los días, antes de tus ejercicios o de la ducha (ver instrucciones en página 88).

3. **Bebe agua** —un mínimo de la mitad del peso de tu cuerpo en onzas cada día (o 100 onzas como máximo si pesas más de 200 libras).

4. **Come porciones individuales** —pequeñas comidas— de modo que no estires tu estómago. Sigue la lista del menú del *Booty Camp* que comienza en la página 225.

5. **No consumas productos lácteos, ni carne roja, ni azúcar refinada ni alcohol** durante los cinco días.

6. **Come comida orgánica** siempre que sea posible.

7. **Sirve todas las ensaladas con** un aderezo no lácteo (a continuación encontrarás las recetas), con gotas de limón o sin aderezo.

8. **Asa pescado, pechuga de pollo o tofu** ya sea sin aceite o con poco de spray de aceite.

9. **Para bajar de peso,** tus minicomidas no deberían incluir más de dos porciones de pasta de grano integral, arroz integral o papa en cualquiera de los días. Es mejor si no

comes más de cinco comidas con carbohidratos durante el *Booty Camp Blitz*.

10. **Deja de comer 3 horas o más antes de irte a la cama.**

11. **Todos los tés son descafeinados, sin agregar endulzantes.** Elige manzanilla para la tranquilidad, menta para la digestión, trébol rojo para lograr energía y raíz de bardana para perder peso.

12. **Todos los jugos son 100 por ciento, sin endulzantes.** Elige zanahoria, apio, espinaca, remolacha o cualquier combinación que prefieras. Si eliges beber jugos de frutas (manzana, naranja, pomelo, granada, etcétera), asegúrate de diluirlo a la mitad con agua.

13. **Toma baños de bicarbonato de sodio ¡todas las noches** que puedas!

14. **Ejercita al menos 30 minutos todos los días** de este programa. ¡No temas desafiarte a ti mismo!

15. **Realiza cinco minisesiones de gimnasia** —elige cinco de estos ejercicios como complemento a los 30 minutos de ejercicio diarios requeridos.

- Trota o corre —5 minutos
- Pesas —5 series de 5 giros de brazos, levantamientos de hombros o levantamientos de rodillas
- Juega un juego activo con un niño (tal como Corre que te pillo o al Frisbee)
- Nada 5 largos en una piscina
- Bandas de resistencia —5 series de giros de brazos, elevaciones laterales o giros de hombros
- Salta a la soga o hula hula —5 minutos

- Abdominales —5 series de 5
- Flexiones de brazos —5 series de 5
- Pilates/yoga —5 minutos justo antes de ir a dormir
- Baile —5 minutos alrededor de la casa
- Escalera —5 subidas por día
- Camina —5 cuadras

16. ¡Duerme bien todas las noches!

Yo, _____, me compromento a seguir las Reglas del *Booty Camp Blitz* y el Plan de alimentación por cinco días consecutivos y a mantener un registro diario de mi progreso.

Fecha _____

BOOTY CAMP BLITZ —¡DÉME 5! MENÚ PARA CINCO DÍAS EN EL *BOOTY CAMP*

- Selecciona cinco minicomidas del menú por día. El asterisco indica que la receta está incluida aquí.
- No dejes pasar más de 3 horas entre comidas —por ejemplo, 6 am-9 am-12 del mediodía-3 pm-6 pm.
- Deja pasar 12 horas entre la última comida del día y tu desayuno del próximo día.
- 1 porción de fruta = 1 manzana, naranja o pera mediana; ½ banana; ½ taza de fruta cortada (aproximadamente el tamaño de una pelota de tenis).
- 1 porción de verduras = 1 taza de verduras de hoja; ½ taza cocida o cruda.
- 3 onzas de proteína = el tamaño de un mazo de cartas.
- 1 porción de pasta o granos cocidos = aproximadamente el tamaño de tu puño.
- Las ensaladas deben servirse con dos cucharaditas de Aderezo 101*, Aderezo 102* u otro aderezo no lácteo bajo en grasa.
- Come pan integral seco o con margarina de soja o de aguacate.
- Limítate a no más de *un* "gusto" de una minicomida de café con leche, galleta o helado por día.
- Limítate a no más de dos comidas en restaurantes durante los cinco días. Asegúrate de seguir las Reglas del *Booty Camp* (nada de productos lácteos, carne roja, azúcar refinada o alcohol).
- Come lentamente. Permítele a tu cerebro que reciba la señal de que está satisfecho, lo cual generalmente lleva 20 minutos.

Menú del *Booty Camp*

Selecciona cinco de las siguientes opciones de menú por día. Ver el apéndice de la página 267 para mayor información sobre la combinación de alimentos —pero he planeado estas minicomidas de modo que cada una tenga una combinación adecuada de alimentos, así que ¡no se preocupe!

1. **Fruta** (2 porciones)

2. **Fruta** 1 porción de fruta ácida (pomelo, naranja, fresas, arándanos, kiwi o piña) para comer 10 almendras al natural

3. **Ensalada de fruta** 2 tazas de frutas frescas cortadas en cuadritos (excepto las frutas dulces tales como las bananas, los plátanos, los dátiles, los caquis, los higos, las ciruelas secas, pasas de uva o frutas secas)

4. **Avena** (½ taza seca) cocida con ½ cucharadita de miel, stevia, pita o jarabe de arce.

5. **Tostada de trigo integral** (1 rebanada) o waffle integral (1) untada con mantequilla de maní sin azúcar (1 cucharada) y miel (½ cucharada)

6. **Claras de huevo revueltas** (2) con 1 tostada integral sin harina

7. **Sopa de espinaca simple*** (12 onzas) con 2 tazas de ensalada de verduras de hojas verdes variadas o 1 tostada integral sin harina

8. **Sopa de "pollo" de Joey*** con 2 tazas de ensalada de verduras de hojas verdes variadas o 1 tostada integral sin harina

9. **Sopa Daikon cremosa*** con 2 tazas de ensalada de verduras de hojas verdes variadas o 1 tostada integral sin harina

10. **Ensalada de verduras de hojas verdes variadas** (2 tazas) con ½ taza de arroz integral tibio, 1 tomate Roma cortado en cuadritos y 6 aceitunas.

11. **Ensalada de verduras de hojas verdes variadas** con ½ taza de legumbres tales como soja, frijoles negros, frijoles pintos, garbanzos o lentejas

12. **Ensalada caliente de vegetales***

13. **Ensalada de verdura asada*** con 3 onzas de proteínas, tales como el salmón, el pargo, pechuga de pollo o tofu asado

14. **Ensalada japonesa de verduras de hojas verdes bebés*** (2 tazas) con un pancito integral

15. **Ensalada con remolachas***

16. **Remolachas marinadas en vinagre balsámico*** servidas sobre 2 tazas de ensalada de verduras de hojas verdes

17. **Salade Niçoise***

18. **Ensalada de taco***

19. **Ensalada de atún y espárragos***

20. **Paquetitos de lechuga y atún o paquetitos de lechuga y pollo** ½ taza de ensalada de atún o ensalada de pollo hecha con Vegenaise, envueltas en lechuga

21. **Ensalada de atún o ensalada de pollo** (½ taza de atún mezclado con una cucharadita de Nayonaise o Vegenaise) sobre lechuga con tomate y/o pepino

22. **Paquetito de ensalada Nori***

23. **Aguacate:** (2 cucharadas) con rebanadas de tomate y de pepino sobre 1 rebanada de pan integral sin harina

24. **Emparedado de tomate y albahaca***

25. **ALT-Emparedado de aguacate, lechuga y tomate***

26. **Arroz y centeno poderosos*** o arroz integral (½ taza) con 12 onzas de sopa (usando el ítem 7, 8 ó 9 del menú)

27. **Arroz y centeno poderosos*** o arroz integral (½ taza) con 2 tazas de ensalada de verduras de hojas verdes variadas

28. **Verduras cocidas al vapor sobre quinoa*** (½ taza de quinoa cocida)

29. **Pilaf de tres granos*** (½ taza) con 1 taza de espinaca cocida al vapor

30. **Fideos cabello de ángel con limón y ajo*** con 2 tazas de ensalada de verduras de hojas verdes variadas

31. **Pasta primavera*** con 2 tazas de ensalada de verduras de hojas verdes o una taza de espárragos frescos cocidos al vapor

32. **Fideos** (½ taza de pasta de trigo integral, espinaca, maíz o arroz) con salsa marinada (sin azúcar agregada) y 1 taza de verduras

33. **Pasta con salsa de tomate vegetal fresca*** (½ taza de pasta)

34. **Verduras de tu elección cocidas al vapor** (2 tazas)

35. **Paquetes de vegetales asados** con 2 tazas de ensalada de verduras de hojas verdes variadas

36. **Mazorca de maíz** (1 espiga) con 2 tazas de ensalada de verduras de hojas verdes y 2 rodajas de tomate fresco

37. **Papa asada, ñame o batata con verduras marinadas***

38. **Habichuelas con piñones*** con ½ taza de arroz integral o Arroz y centeno poderosos*

39. **Rabe de brócoli salteado*** con ½ taza de arroz integral o Arroz y centeno poderosos* (servido envuelto en nori, si se desea)

40. **Pizza de vegetales** ½ pita de trigo integral, cubierta con queso no lácteo, tomates, aguacates y albahaca

41. **Verduras y legumbres saltadas en aceite** cocidas con un máximo de 1 cucharada de aceite y 2 tazas de verduras

42. **Ensalada sin huevo*** sobre 1 rebanada de pan integral sin harina

43. **Hamburguesa de pavo** (4 onzas), asada, con lechuga, tomate y cebolla y servida con 1 taza de espinaca cocida al vapor o verduras crudas o 2 tazas de ensalada de verduras verdes variadas

44. **Pollo, pescado, hongo portobello o tofu asado** (4 onzas) con una taza de verduras asadas, cocidas al vapor o crudas o 2 tazas de ensalada de verduras de hojas verdes variadas

45. **Pollo asado al horno con ajo y romero*** con 2 tazas de ensalada de verduras de hojas verdes variadas o 1 taza de verduras de estación frescas cocidas al vapor

46. **Pescado cocido al vapor al estilo chino*** (4 onzas) con 2 tazas de ensalada de verduras de hojas verdes variadas

47. **Tofu teriyaki asado o pescado asado*** (4 onzas) con 2 tazas de ensalada de verduras de hojas verdes variadas

48. **Salmón (o pollo) picante asado*** (4 onzas) con 2 tazas de ensalada de verduras de hojas verdes variadas o 1 taza de verduras frescas de estación cocidas al vapor

49. **Pescado entero asado al horno con infusión de hierbas*** (4 onzas) con 2 tazas de ensalada de verduras de hojas verdes variadas o 1 taza de verduras de estación frescas cocidas al vapor

50. **Bruschetta clásica*** (3 rebanadas)

51. **Galletas redondas de trigo integral** (12) untadas con 2 cucharaditas de mantequilla de maní sin azúcar

52. **Salsa** (¾ taza todo natural) con un puñado de chips de tortilla horneada

53. **Palomitas de maíz aireadas** (2 tazas) atomizadas con Bragg Liquid Aminos si se desea

54. **Hummus** (½ taza) con un puñado de chips de tortilla horneada

55. **Guacamole con arvejas*** (½ taza) con un puñado de chips de tortilla horneada o 2 tazas de vegetales crudos

56. **Edamame** (¾ taza)

57. **Galleta vegetariana** Uncle Eddie's (1), Alternative Baking Co. (½) u otra galleta saludable sin azúcar refinada

58. **Helado delicioso de soja** (¾ taza), vainilla, chocolate o fresa

59. **Sorbete de fruta fresca*** (1 taza)

60. **Yogur de soja** (1 taza natural) con 1 cucharadita de miel, 2 cucharadas de granola y ½ banana encima.

61. **Café con leche descafeinado de soja helado** (12 onzas)

RECETAS DEL *BOOTY CAMP*

Sopa de espinaca simple

PLATO NO. 7 DEL MENÚ
4 PORCIONES

4   tazas de caldo de verdura
½   taza de cardo o col rizada cortados en trozos
      pequeños
1   zanahoria grande, en rodajas finas
1½   tazas de hongos en rodajas
2   tazas de espinaca bebé fresca

En una olla grande sobre fuego mediano, dejar que hierva el caldo y el cardo de 3 a 5 minutos. Agregar la zanahoria y los hongos. Cuando la zanahoria esté tierna, agregar la espinaca. Revolver por aproximadamente 5 segundos y estará lista para servir.

Sopa de "pollo" de Joey ¡Versión vegetariana de Marilu!

PLATO NO. 8 DEL MENÚ
4 PORCIONES

- 4 cuartos de caldo de verdura
- ½ cebolla amarilla grande, pelada y cortada en trozos pequeños
- 3 tallos de apio, cortados en rodajas
- 4 zanahorias, cortadas en rodajas (opcional)
- 2 tazas de hongos cortados en rodajas
- 2 tazas de habichuelas cortadas (frescas o congeladas)
- 2 tazas de tallos y cabezuelas de brócoli

En una olla grande sobre fuego mediano, hacer hervir el caldo de verdura, la cebolla, el apio y las zanahorias (si se usan). Pasar el fuego a mediobajo y hervir a fuego lento por aproximadamente 5 minutos, o hasta que las verduras comiencen a ponerse tiernas. Agregar los hongos, las habichuelas y los tallos de brócoli y cocinar de 2 a 3 minutos. Apagar el fuego e incorporar, revolviendo, las cabezuelas de brócoli.

Sopa Daikon Cremosa

de Health Life Kitchen

PLATO NO. 9 DEL MENÚ
DE 6 A 8 PORCIONES

- 3 cucharadas de margarina de soja
- 2 tazas de cebolla amarilla finamente cortada
- ½ taza de chalotes picados
- 4 tazas de caldo de verdura
- 2 rabanitos daikon largos y grandes, pelados y cortados en trozos pequeños
- Sal y pimienta al gusto

Derretir la margarina de soja en una olla gruesa sobre fuego lento. Agregar la cebolla y los chalotes y cocinar con la olla cubierta, hasta que estén tiernos, por aproximadamente 5 minutos. Agregar el caldo de verdura y el daikon y llevar al hervor sobre fuego mediano. Reducir el fuego y dejar hervir a fuego lento hasta que el daikon esté tierno, por aproximadamente 20 minutos. Verter la sopa a través de un colador. Reservar el líquido y colocar los sólidos en una licuadora o procesadora. Hacer puré agregando pequeñas cantidades del caldo reservado para ayudar a mezclar (no demasiado, porque podría salpicar hacia fuera y quemarte). Poner el puré de vuelta en la olla incorporándolo al caldo de a poquito e ir revolviendo hasta alcanzar la consistencia deseada en la sopa. Sazonar al gusto con sal y pimienta.

Aderezo 101

de The 30-Day Total Health Makeover

1 PORCIÓN

1   cucharadita de aceite de oliva
1   cucharadita de vinagre balsámico, o de vino blanco, o de vino tinto
1   cucharadita de mostaza Dijon

En un cuenco pequeño mezclar todos los ingredientes y batir bien. Rociar sobre tu ensalada y revolver.

Aderezo 102

de The 30-Day Total Health Makeover

2 PORCIONES

1 cucharada de aceite de oliva
1 cucharadita de vinagre balsámico
⅛ cucharadita de salsa de soja

En un cuenco pequeño mezclar todos los ingredientes y batir bien.
Rociar sobre tu ensalada y revolver.

Ensalada caliente de vegetales

PLATO NO. 12 DEL MENÚ
1 PORCIÓN

Ensalada
1   puñado de habichuelas frescas
1   zanahoria, cortada en rodajas
1   cucharadita de aceite de oliva
1   zucchini pequeño, cortado longitudinalmente
    en dos mitades y luego en rebanadas
½   cebolla amarilla pequeña, cortada en cuadritos
2   tazas de ensalada de verduras de hojas verdes

Aderezo
2   cucharaditas de vinagre balsámico, o de vino
    tinto, o de vino blanco
1   cucharadita de aceite de oliva
2   cucharaditas de mostaza Dijon
1   cucharadita de perejil fresco, picado

Cocer al vapor las habichuelas y las rodajas de zanahorias de 3 a 4 minutos. Calentar una sartén para saltear sobre fuego mediano y agregar el aceite de oliva. Agregar las habichuelas, la zanahoria, el zucchini y la cebolla y saltear por 3 minutos, hasta que se calienten y ablanden. En un pequeño cuenco, batir todos los ingredientes del aderezo. Agregar el aderezo a las verduras, mezclar hasta que las verduras queden bañadas y sacar del fuego. Servir sobre ensalada de verduras de hojas verdes.

Ensalada de verduras asadas

PLATO NO. 13 DEL MENÚ
4 PORCIONES

Ensalada
1   cebolla roja grande, pelada
1   zucchini
1   calabaza amarilla
1   hongo portobello mediano a grande
1   ramo (2 tazas) de rúcula, lavada
1   ramo (2 tazas) de verduras de hojas verdes
    asiáticas variadas, lavadas

Vinagreta
4   cucharadas de vinagre balsámico
2   cucharaditas de pasta de miso
1   cucharadita de mostaza morena
1   cucharada de agua
1   cucharada de aceite de oliva

En un cuenco mediano, batir todos los ingredientes para la vinagreta. Untar la vinagreta en la cebolla, el zucchini, la calabaza y el hongo. Asar las verduras de todos los lados al gusto, de 5 a 7 minutos o más tiempo. Cortar los vegetales en trozos y servir inmediatamente sobre las verduras de hojas verdes.

Ensalada japonesa de verduras de hojas verdes bebés

de Healthy Life Kitchen

PLATO NO. 14 DEL MENÚ
1 PORCIÓN

2 tazas de verduras de hojas verdes bebés variadas, lavadas y secadas cuidadosamente

1 cucharadita de Sucanat

¾ cucharada de vinagre de vino blanco

½ cucharadita de sal marina

¼ cucharadita de pimienta recién molida

2 cucharadas de aceite de oliva extravirgen

Lavar y secar bien las verduras de hojas verdes. En un cuenco, batir el Sucanat, el vinagre, la sal y la pimienta. Incorporar suavemente el aceite, batiendo hasta que todo esté bien unido. Mezclar el aderezo y la lechuga para cubrir ligeramente las verduras de hojas verdes.

Ensalada con remolachas

PLATO NO. 15 DEL MENÚ
1 PORCIÓN

2   remolachas grandes, o 3 medianas,
     con sus hojas verdes
1   porción de Aderezo 101 (ver página 235)
2   tazas de ensalada de verduras de hojas verdes

Lavar y cepillar las remolachas y cortarles la mayor parte de sus hojas verdes, dejando 1 pulgada de las hojas verdes y la raíz intacta. Colocar en una cacerola con agua fría que las cubra y llevar a hervor sobre fuego mediobajo. Dejar hervir a fuego lento por lo menos 50 minutos para remolachas de 2 pulgadas (más tiempo para remolachas más grandes). Pinchar con un tenedor para ver si están cocidas —pero no hacerlo demasiado temprano, porque el color rojo de la remolacha tiñe el agua y estamos tratando de evitar eso por el mayor tiempo posible. Cuando estén tan tiernas como para que se pueda introducir un tenedor, escurrir las remolachas y ponerlas debajo de un chorro de agua fría para enfriarlas. Tan pronto como puedas, córtale la parte de arriba y la raíz a cada remolacha y quítale la piel. Cortar las remolachas en trozos grandes y mezclarlos con Aderezo 101. Dejar en adobo por 20 a 30 minutos. Servir caliente o frío sobre la ensalada de verduras de hojas verdes.

Remolachas Marinadas en Vinagre Balsámico

PLATO NO. 16 DEL MENÚ
6 PORCIONES

3   remolachas medianas (¾ libra)
2   cucharadas de vinagre balsámico
    Pizca de sal marina

Ubicar las remolachas en una cacerola mediana y cubrir con 1 pulgada de agua. Tapar la cacerola y dejar hervir a fuego lento por aproximadamente 1 hora, o hasta que las remolachas estén tiernas. Escurrir las remolachas y poner debajo del chorro de agua fría para desprenderles la piel. Cortar las remolachas por la mitad, después cortar cada mitad en tres trozos. Ponerlos en un cuenco, mezclarlos con aceite balsámico y espolvorear la sal. Servir inmediatamente, o dejar en adobo por 30 minutos para un sabor más intenso.

Salade Niçoise

de The 30-Day Total Health Makeover

PLATO NO. 17 DEL MENÚ
1 PORCIÓN

6 onzas de atún Ahi asado o una lata de atún de
6 onzas, envasado en agua

2 tazas de verduras de hojas verdes

1 tomate, cortado en trozos
Un puñado de habichuelas, crudas o cocidas
al vapor
Las claras de 2 huevos duros (opcional)

Aderezo

1 cucharada de aceite de oliva

1 cucharadita de vinagre balsámico, de vino blanco
o vino tinto

1 cucharadita de mostaza Dijon

En un pequeño cuenco, batir todos los ingredientes del aderezo.
Disponer los otros ingredientes sobre un plato y rociar el aderezo
por arriba.

Ensalada de taco

PLATO NO. 18 DEL MENÚ
1 PORCIÓN

½ taza de tus frijoles favoritos, escurridos y lavados

6 aceitunas negras, cortadas en cuadritos

1 tomate Roma, cortado en trozos

½ pepino, cortado en trozos

2 tazas de lechuga de tu elección

¼ taza de salsa

Una pizca de salsa picante (opcional)

Agregar los frijoles, las aceitunas, el tomate y el pepino a un colchón de hojas de lechuga. Coronar con salsa. Agregar una pizca de salsa picante si se desea. ¡Olé!

Ensalada de atún y espárragos

PLATO NO. 19 DEL MENÚ
1 PORCIÓN

Ensalada

4 a 6 onzas de atún, ya sea Ahi o atún liviano enlatado en trozos (dorar rápidamente a fuego muy vivo si se está usando atún Ahi, desmenuzar si se está usando atún en lata)

6 a 8 tallos de espárragos, cocidos al vapor o escaldados en agua salada, cortados en trocitos del tamaño de un bocado

2 tazas de verduras de hojas verdes variadas

Aderezo

1 cucharada de Nayonaise

1 cucharada de mostaza Dijon

½ cucharadita de jugo de una botella de alcaparras

1 cucharada de vinagre balsámico

Mezclar todos los ingredientes de la ensalada en un cuenco para mezclar. En un cuenco pequeño, batir todos los ingredientes del aderezo. Rociar el aderezo sobre la ensalada.

Paquetito de ensalada Nori

PLATO NO. 22 DEL MENÚ
1 PORCIÓN

1   hoja nori
    Restos de ensalada
    Arroz integral, si se desea

Doblar la hoja de nori en un triángulo (o "barquillo") y rellenarlo con sobras de ensalada. Agrega un poquito de arroz integral si se quiere. Dos paquetitos si son delgados o uno si es gordo equivalen a una porción.

Emparedado de tomate y albahaca

PLATO NO. 24 DEL MENÚ
1 PORCIÓN

1   rebanada de pan sin harina
    Ajo tostado (opcional)
1 ó 2   rodajas gruesas de tomate madurado en el tallo
1 ó 2   hojas de albahaca, deshechas
1 ó 2   rodajas delgadas de cebolla roja
    Un chorrito de vinagre balsámico, o Aderezo 101,
    o Aderezo 102 (ver páginas 235 y 236)

Si tienes ajo tostado a mano, ¡es un agregado espléndido para esta receta! Simplemente aplasta algunos de esos dientes y ponlos sobre el pan. Arma el emparedado como lo desees y vierte arriba un poquito de vinagre balsámico o aderezo.

Nota: para llevar esto en una bolsa de papel, ubica las rodajas de tomate, la cebolla, la albahaca y el aderezo en un contenedor. Armar cuando estés listo para comerlo.

ALT–Emparedado de aguacate, lechuga y tomate

PLATO NO. 25 DEL MENÚ
1 PORCIÓN

1   rebanada de pan sin harina, tostada
2   cucharadas de aguacate
1   rodaja gruesa de tomate de huerta o de
    invernadero
    Hojas de lechuga romana y/o espinaca
    Sal marina
    Bragg Liquid Aminos

Armar distribuyendo el aguacate sobre el pan, después las hojas de lechuga romana y/o espinaca, luego el tomate. Agregar un poquito de sal marina y unas gotas de Bragg Liquid Aminos.

Arroz y centeno poderosos

PLATO NOS. 26/27 DEL MENÚ
6 PORCIONES

2 tazas de arroz integral

1 taza de bayas de centeno

3 tazas de agua

3 tazas de caldo vegetal

2 zanahorias pequeñas, cortadas en trozos pequeños

1 tallo de apio, cortado en trozos pequeños

1 taza de col rizada finamente picada

½ cebolla, picada

1 taza de habichuelas, cortadas

Bragg Liquid Aminos al gusto

En una cacerola grande, mezclar el arroz integral, las bayas de centeno, 3 tazas de agua, el caldo vegetal, las zanahorias, el apio, la col y la cebolla. Llevar al hervor sobre fuego mediano. Bajar el fuego, tapar y dejar hervir de 20 a 25 minutos, o hasta que el arroz y el centeno estén tiernos y hayan absorbido el líquido. En una cacerola pequeña, hervir las habichuelas y ½ taza de agua. Cocinar durante 2 minutos y escurrir. Incorporar las habichuelas al arroz y el centeno y revolver. Sazonar con Bragg Liquid Aminos.

Verduras cocidas al vapor sobre quinoa

PLATO NO. 28 DEL MENÚ
4 PORCIONES

- 2 tazas de caldo de verdura
- 1 taza de quinoa, bien lavada
- 2 tazas de espinaca
- 1 taza de brócoli cortado en trozos pequeños
- 1 taza de zucchini cortado en rebanadas

  Bragg Liquid Aminos (o una pizca de sal marina o un poquito de vinagre balsámico, si se prefiere)

En una cacerola pequeña, llevar el caldo a hervor sobre fuego mediano, después agregar la quinoa. Revolver para mezclar, volver al hervor, después tapar, reducir el fuego a lento y cocinar durante 15 a 20 minutos, o hasta que el líquido sea absorbido. Airear con un tenedor. Mientras tanto, cocer al vapor las verduras usando una vaporera o una cacerola cubierta y un poquito de agua sobre fuego lento, y sazonar ligeramente con Bragg Liquid Aminos. Para servir, hacer un montoncito con la quinoa sobre un plato y cubrir con las verduras.

Pilaf de tres granos

PLATO NO. 29 DEL MENÚ
4 PORCIONES

½ taza de granos de trigo con cascarilla

1 cucharada de aceite de oliva

¼ taza de arroz salvaje

1½ tazas de agua

¼ taza de vino blanco

1 hoja de laurel

Sal y pimienta al gusto

¼ taza de arroz basmati sin cocer

2 chalotes, picados

1 taza (4 onzas de peso) de hongos shiitake cortados en cuartos, sin los tallos

⅓ taza (2 onzas) de almendras con su piel, picadas

4 cebollas verdes, cortadas en rodajas finas

Remojar los granos de trigo por 2 horas en agua, después escurrir. Poner ½ cucharada del aceite, los granos de trigo y el arroz salvaje en una cacerola mediana sobre fuego mediano y revolver bien. Agregar ½ taza de agua, el vino, la hoja de laurel y la sal y pimienta al gusto. Llevar a hervor. Tapar, bajar el fuego y hervir a fuego lento por 30 minutos. Incorporar el arroz basmati y revolver. Hervir a fuego lento, con la cacerola tapada, por 20 minutos más. Sacar del fuego y dejarlo reposar, tapado. Calentar la ½ cucharada de aceite restante en una gran sartén y saltear los chalotes y hongos shiitakes hasta que estén tiernos, de 3 a 4 minutos. Incorporar las almendras y cocinar, revolviendo, durante 3 a 4 minutos. Agregar las cebollas verdes y los granos cocidos y revolver.

Fideos cabello de ángel con limón y ajo

PLATO NO. 30 DEL MENÚ
2 PORCIONES

2   dientes de ajo, picados

2   cucharadas de aceite de oliva

2   tazas de vino blanco

2   cucharadas de albahaca fresca, picada

1   tomate fresco, firme, cortado en trozos pequeños o cuadritos

El jugo de ½ limón

½   libra de fideos cabello de ángel integrales

Pimienta negra recién molida a gusto.

En una sartén grande, saltear a fuego mediano el ajo en el aceite de oliva, sólo hasta que comience a dorarse. Agregar el vino y reducir el fuego hasta casi la mitad. Mientras tanto, hervir una olla grande de agua y cocer la pasta hasta que esté al dente, de acuerdo a las indicaciones del paquete. Cuando el vino se haya reducido, sacar la sartén del fuego. Agregar el jugo de limón, tomate y albahaca y revolver. Servir sobre la pasta y agregar pimienta recién molida al gusto si se desea.

Pasta primavera

PLATO NO. 31 DEL MENÚ
4 PORCIONES

1¼ tazas de caldo de verduras
 2   ramitos de tomillo fresco
     Una pizca de sal
 ½   taza de zanahorias cortadas en cuadritos
 1   taza de cogollitos de brócoli
 ½   taza de cogollitos de coliflor
 ½   taza de arvejas
 1   libra de fideos penne integrales
 2   cucharadas de aceite de oliva
 ½   taza de queso parmesano vegetariano (opcional)

Llevar a hervor una olla grande de agua. En una sartén, llevar a hervor una taza del caldo. Agregar el tomillo, la sal, las zanahorias, el brócoli y la coliflor y cocinar de 6 a 7 minutos. Agregar las arvejas y cocinar hasta que todas las verduras estén tiernas. Apagar el fuego. Salar el agua hirviendo y cocinar los fideos de acuerdo con las indicaciones del paquete. Cuando la pasta esté casi lista, calentar las verduras nuevamente sobre fuego mediano, incorporar el aceite de oliva, revolver y cocinar por aproximadamente 1 minuto. Agregar el caldo restante. Colar la pasta y mezclar con las verduras. Encima de todo agregar el queso parmesano vegetariano.

Pasta con salsa de tomate vegetal fresca

de Healthy Holidays

PLATO NO. 33 DEL MENÚ
6 PORCIONES

1	cucharada de aceite de oliva
2	cebollas pequeñas, picadas
2	zanahorias, cortadas en círculos de ½ pulgada
¼	taza de perejil fresco picado
	Sal y pimienta negra recién molida
1	libra de fideos integrales de tu elección
2	latas de 28 onzas de tomates pelados o en puré
2	zucchini pequeños, cortados longitudinalmente por la mitad y luego en rebanadas
1¼	tazas de caldo de verdura
½	taza de albahaca, cortada en chiffonade
	Tomates, sin escurrir

En una cacerola grande colocada sobre fuego medioalto, calentar el aceite. Agregar las cebollas y zanahorias, y saltearlas hasta que estén ligeramente doradas, aproximadamente de 5 a 7 minutos. Agregar el perejil, la sal y pimienta al gusto. Añadir los tomates con su jugo y el caldo y hervir a fuego lento por 10 minutos, rompiendo los tomates con la parte de atrás de una cuchara. Agregar los zucchini y la albahaca y cocinar durante otros 5 minutos, o hasta que los zucchini estén tiernos. Llevar al hervor una olla grande de agua sobre fuego alto y agregar una cucharadita de sal. Poner los fideos y cocinar hasta que estén al dente, de acuerdo a las indicaciones del paquete. Coronar la pasta con la salsa y servir.

Paquetes de vegetales asados

PLATO NO. 35 DEL MENÚ
2 PORCIONES

Colocar papas rojas con su piel, previamente lavadas con un cepillo, habichuelas frescas, zanahorias cortadas en rodajas y apio cortado en rodajas en paquetitos de papel de aluminio (uno por porción). Rociar con Bragg Liquid Aminos, aceite de oliva y espolvorear con ajo en polvo. Sellar firmemente. Poner al lado de carbones calientes en la barbacoa o en el horno a 425° F por 40 minutos, o hasta que estén cocidos.

Papa asada, ñame o batata con verduras marinadas

PLATO NO. 37 DEL MENÚ
1 PORCIÓN

- 1 cucharadita de mirin (vino de arroz dulce Japonés)
- 1 cucharadita de vinagre de arroz
- 1 cucharadita de Bragg Liquid Aminos
- 1 cucharada de aceite de sésamo o de oliva
- ½ pepino, pelado y luego cortado en largas láminas bien delgadas con un pelador de papas
- ½ zanahoria, pelada, cortada a la mitad longitudinalmente y luego en largas láminas bien delgadas con un pelador de papas
- ½ tallo de brócoli grande, pelado como una zanahoria y luego cortado en largas láminas bien delgadas con un pelador de papa
- 1 papa mediana, horneada o cocida en el microondas, todavía bien caliente

En un cuenco mediano, batir el mirin, el vinagre de arroz, el Bragg Liquid Aminos y el aceite. Agregar las láminas de las verduras y empaparlas bien. Poner a un lado para que se adoben por aproximadamente 10 minutos. Abrir la papa y hacerla puré con un tenedor. Poner con una cuchara las verduras sobre la papa y servir. Si tienes verduras de sobra, úsalas para poner sobre verduras de hojas verdes variadas y ¡ahí tienes una ensalada para combinar!

Habichuelas con piñones

de Healthy Life Kitchen

PLATO NO. 38 DEL MENÚ
6 PORCIONES

2 libras de habichuelas jóvenes, con las puntas recortadas
1 cucharada de sal
2 cucharadas de margarina de soja
1 cucharada de aceite de oliva extravirgen
⅓ taza de piñones, ligeramente tostados

En una cacerola sobre fuego alto, llevar el agua a un hervor sostenido con suficiente agua como para cubrir las habichuelas. Añadir las habichuelas y la sal y bajar el fuego a mediobajo. Cocinar hasta que las habichuelas estén tiernas, aproximadamente de 6 a 7 minutos, y escurrir bien. En una sartén puesta sobre fuego mediano, derretir la margarina con el aceite. Añadir las habichuelas y los piñones a la sartén, mezclar bien y servir inmediatamente.

Rabe de brócoli salteado

de Healthy Life Kitchen

PLATO NO. 39 DEL MENÚ
6 PORCIONES

- 2 libras de rabe de brócoli
- 1 cucharada de sal
- 1 cucharada de margarina de soja
- 2 cucharadas de aceite de oliva extravirgen
- 1 diente de ajo grande, picado finamente
- Pizca de escamas de pimienta roja

Usando un cuchillo de pelar con filo, quitar la piel de los troncos duros más bajos del rabe del brócoli (la mayor parte de la porción más baja del tallo). Cortar el rabe del brócoli en trozos de aproximadamente 3 pulgadas y lavarlos bien en un colador. Llenar una cacerola mediana con ¾ de agua y llevarla a un hervor continuo sobre fuego alto. Añadir el rabe del brócoli, tapar parcialmente, volver a llevar el agua a hervor y cocinar por 5 minutos, o hasta que el rabe del brócoli esté crocante y tierno a la vez. Mientras tanto, poner la sal, la margarina, el aceite de oliva, el ajo y las escamas de pimienta en una sartén fría. Encender el fuego lento y saltear hasta que el ajo comience a tomar color, aproximadamente 5 minutos. No dejar que se dore.

Escurrir el rabe del brócoli (pero dejar que conserve un poco de agua) y pasarlo a la sartén. Revolver, tapar y cocinar ligeramente, revolviendo de vez en cuando hasta que esté tierno, aproximadamente 5 minutos.

Ensalada sin huevo

de Healthy Life Kitchen

PLATO NO. 42 DEL MENÚ
4 PORCIONES

1	libra de tofu extra firme, completamente escurrido
1	cucharadita de ajo en polvo
¼ a ½	taza de Nayonaise, o al gusto
1	cucharadita de cebolla en polvo
1 a 2	cucharadas de mostaza orgánica preparada
	Sal y pimienta al gusto
1	cucharadita de comino
1	zanahoria mediana, picada
	Cebolla de verdeo picada al gusto (opcional)

En un cuenco mediano, hacer puré el tofu con un aplastador de papa o un tenedor. Agregar la Nayonaise, la mostaza, las especias y las verduras picadas, si se desea. Llevar al refrigerador por lo menos 1 hora para dejar que los sabores se mezclen. Servir sobre pan integral.

Pollo asado al horno con ajo y romero

de Healthy Life Kitchen

PLATO NO. 45 DEL MENÚ
4 PORCIONES

2   cucharadas de margarina de soja

2   cucharadas de aceite de oliva

2   dientes de ajo

1   pollo de cualquier variedad, de
    aproximadamente 2½ libras, cortado en cuartos
    Ramito pequeño de romero fresco
    Sal y pimienta recién molida

½   taza de vermut

Calentar la margarina de soja y el aceite en una sartén grande para saltear a fuego mediano. Cuando la margarina haga espuma, agregar el ajo y los cuartos de pollo, con la piel hacia abajo. Cuando el pollo esté bien dorado de un lado, dar vuelta los trozos y agregar el romero.

Cuando el pollo esté bien cocido de ambos lados, agregar una pizca grande de la sal y la pimienta y el vermut. Dejar que el vermut haga burbujas durante aproximadamente 3 minutos, luego bajar el fuego hasta que hierva a fuego lento y tapar la sartén. Cocinar de aproximadamente 30 a 35 minutos, dando vuelta al pollo un par de veces. Pasar el pollo a un plato de servir caliente. Quitar el ajo de la sartén y desechar. Inclinar la sartén y, con una cuchara, sacar y desechar toda la grasa excepto dos cucharadas. Volver a poner la sartén sobre fuego alto, agregar 2 a 3 cucharadas de agua y reunir todos los jugos de cocción. Verter los jugos sobre el pollo y servir.

Pescado cocido al vapor al estilo chino

PLATO NO. 46 DEL MENÚ
2 PORCIONES

   Dos filetes de bacalao de 6 onzas
   Sal y pimienta negra recién molida al gusto
2 cucharadas de vermut seco
1½ cucharaditas de jengibre pelado, molido
2 pequeños dientes de ajo, picado
4 cucharaditas de salsa de tamari baja en sodio
1½ cucharaditas de aceite de sésamo
2 cucharadas de cilantro picado

Ubicar una rejilla para tortas pequeña en una sartén grande (12 pulgadas de diámetro) y poner una fuente para pastel de vidrio de 9 pulgadas de diámetro sobre la rejilla. Poner el pescado en la fuente y espolvorear ligeramente con sal y pimienta. Espolvorear el vermut, el jengibre y el ajo en la fuente alrededor del pescado. Sobre el pescado poner la salsa tamari, el aceite de sésamo y 1 cucharada de cilantro. Verter agua dentro de la sartén hasta una profundidad de 1 pulgada y llevar el agua a hervor sobre fuego mediobajo. Cubrir la sartén y cocer el pescado al vapor hasta que simplemente esté opaco en el centro, aproximadamente 10 minutos. Pasar el pescado a platos. Sobre el pescado poner los jugos de la fuente y el cilantro restante.

Tofu teriyaki asado o pescado asado

PLATO NO. 47 DEL MENÚ
1 PORCIÓN

- ½ taza de tamari o salsa de soja baja en sodio
- 3 cucharadas de miel o Sucanat
- 1 cucharada de mirin
- 1 diente de ajo, molido (o ½ cucharadita de ajo de frasco, molido)
- ½ cucharadita de jengibre seco (o 1 cucharadita de jengibre fresco rallado)
- 2 filetes de tofu extra firme, cortados en rebanadas de aproximadamente ½ pulgada de espesor, o 4 onzas de pescado de tu elección

En una cacerola pequeña sobre fuego bajo, calentar los ingredientes para marinar, revolviendo constantemente hasta que los sabores se unan. Ubicar el tofu o el pescado en un cuenco no metálico y verter la salsa arriba. Marinar por 20 minutos a temperatura ambiente (poner en el refrigerador si se marinará por más de 20 minutos). Asar a la parrilla por 3 a 5 minutos de cada lado, o hasta que el tofu esté totalmente cocido y el pescado esté hojaldrado.

Salmón (o pollo) picante asado

de Healthy Life Kitchen

PLATO NO. 48 DEL MENÚ
4 PORCIONES

½ cucharadita de sal

½ cucharadita de pimienta cascada

½ cucharadita de ajo en polvo

¼ cucharadita de pimienta de cayena

¼ cucharadita de prapika

4   filetes de salmón o 4 pechugas de pollo sin hueso
    y sin piel

½ cucharadita de aceite de oliva

Mezclar todos los condimentos secos. Frotar el salmón o el pollo
con aceite de oliva y después cubrir con los condimentos secos.
Cocinar sobre una parrilla muy caliente de 3 a 5 minutos de cada
lado para el pescado, de 7 a 10 minutos de cada lado para el pollo.

Pescado entero asado al horno con infusión de hierbas

de Healthy Life Kitchen

PLATO NO. 49 DEL MENÚ

4 PORCIONES

2	cucharadas de aceite de oliva
1	cebolla amarilla grande, picada
1	pescado entero (lubina rayada, pargo rojo o trucha van bien), limpios
1	ramito de romero
1	ramito de mejorana
½	taza de vino blanco
	Aceite de oliva o atomizador
1	diente de ajo, picado
1	ramito de perejil

Precalentar el horno a 400° F. En una sartén para saltear puesta sobre fuego mediobajo, calentar el aceite de oliva. Agregar la cebolla y cocinar hasta que esté dorada, aproximadamente 5 minutos. Rellenar el pescado con la mitad de la mejorana, la mitad del romero y la mitad de la cebolla. Ubicar el pescado en una fuente para hornear atomizada con aceite. Agregar el vino blanco y el ajo a la cebolla que queda en la sartén y saltear sobre fuego lento por aproximadamente 7 minutos, o hasta que el alcohol se evapore. Verter esta mezcla sobre el pescado y rodear el pescado con la mejorana, el romero y el perejil restante. Hornear el pescado por 10 minutos por cada pulgada de espesor.

Bruschetta clásica

de Healthy Life Kitchen

PLATO NO. 50 DEL MENÚ
DE 4 A 6 PORCIONES

8 tomates de pera, sin semillas y cortados en trozos pequeños

8 hojas de albahaca, picadas

1 ó 2 dientes de ajo, picado

2 cucharaditas de aceite de oliva

Sal y pimienta negra recién molida al gusto

1 baguette de pan francés, en rebanadas delgadas y tostadas

En un pequeño cuenco, mezclar los tomates, la albahaca, el ajo, el aceite de oliva, la sal y la pimienta. Con una cuchara poner la mezcla sobre el pan tostado y servir inmediatamente.

Guacamole con arvejas

PLATO NO. 55 DEL MENÚ
6 PORCIONES

1 bolsa de 1 libra de arvejas congeladas
½ aguacate grande
1 cucharadita de jugo de lima fresco
¼ taza de hojas de cilantro fresco, picadas
(opcional)
Sal y pimienta negra molida al gusto

Ubicar las arvejas en una cacerola mediana y llenar la cacerola hasta la mitad con agua. Llevar a hervor sobre fuego alto y cocinar de 3 a 5 minutos, o hasta que las arvejas estén tiernas. Escurrir y dejar a un lado. Cortar el aguacate en trozos. En una procesadora, poner las arvejas cocidas y mezclar hasta lograr una textura suave y sin grumos. Agregar los trozos de aguacate y continuar procesando hasta lograr una textura suave y sin grumos. Agregar el jugo de lima, el cilantro, la sal y la pimienta y procesar por unos segundos más hasta que la mezcla esté suave y homogénea. Enfriar, tapado, de 1 a 2 horas y servir con chips de tortilla horneada.

Sorbete de fruta fresca

PLATO NO. 59 DEL MENÚ

4 PORCIONES

4 tazas de uvas rojas sin semillas (1 a 1½ libras), lavadas

1 taza de 100% jugo de granada (u otro favorito)

2 cucharadas de jugo de lima fresco

⅛ taza de Sucanat

Menta fresca para decorar

Ubicar las uvas en una fuente para hornear de 13 × 9 pulgadas y congelar. Pasar a una procesadora. Agregar el jugo, la lima y el Sucanat y procesar hasta que esté realmente cremoso. Volver a poner sobre la fuente y congelar por 1 hora. Revolver, luego congelar por 30 minutos, o hasta lograr la consistencia deseada. Poner en vasos con una cuchara y agregar la menta como adorno.

Tuve la oportunidad de entrenar en Booty Camp y me encantó el concepto de comer minicomidas y tener que respetar un contrato. Es el tipo de estructura que muchos de nosotros necesitamos cuando estamos aprendiendo cosas nuevas.

—DAR,

Miembro de Marilu.com

Apéndice

Tablas de combinación de alimentos de Marilu Henner

TABLA UNO
NO COMBINAR ALIMENTOS DE LAS TABLAS UNO Y DOS

ALMIDONES

papas · zanahorias · chirivías · maíz · calabaza de invierno · granos (cebada, trigo rubión, maíz seco, avena, arroz, trigo, centeno) · pasta · pan · arroz integral · arroz salvaje

← NO COMBINAR →

LEGUMBRES

(Pueden mezclarse con granos, pasta, pan para proteína completa)

frijoles · arvejas · tofu · maní

PROTEÍNAS

carnes* · carne de aves de corral · pescado · queso, leche y otros productos lácteos* · huevos · frutos secos** · semillas

* No recomiendo comer productos lácteos ni carnes. Sin embargo, los he incluido aquí para quienes elijan comerlos.

** Los frutos secos tienen tanta grasa que deberían ser consumidos siempre con una fruta ácida.

VERDURAS

repollo · col rizada · lechuga · apio · repollitos de Bruselas · alcauciles · hongos · arvejas · habichuelas · pimientos rojos, amarillos y verdes · pepino · coliflor · brócoli · espinaca · tomates

ESTÁ BIEN COMBINAR

ESTÁ BIEN COMBINAR

ACEITES Y GRASAS

mantequilla · margarina · todos los aceites (incluyendo el de oliva, el de vegetales y cártamo) · aguacates · aceitunas · cocos

Tabla de combinación de alimentos de Marilu Henner

TABLA DOS
NO COMBINAR ALIMENTOS DE LAS TABLAS UNO Y DOS

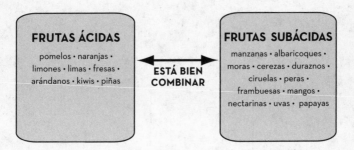

FRUTAS ÁCIDAS

pomelos · naranjas ·
limones · limas · fresas ·
arándanos · kiwis · piñas

**ESTÁ BIEN
COMBINAR**

FRUTAS SUBÁCIDAS

manzanas · albaricoques ·
moras · cerezas · duraznos ·
ciruelas · peras ·
frambuesas · mangos ·
nectarinas · uvas · papayas

FRUTAS DULCES
NO COMBINAR CON OTROS ALIMENTOS

bananas · plátanos · dátiles ·
caquis · higos · ciruelas pasas ·
pasas de uva · Frutos secos

MELONES
NO COMBINAR CON OTROS ALIMENTOS

cantalupo · melón de miel ·
sandía · casaba · de Navidad ·
crenshaw

Agradecimientos

Nunca es fácil escribir un libro. Se parece mucho a tener un bebé —¡sólo que es más trabajo! Pero desde el comienzo este libro fue realmente una tarea de amor gracias a las siguientes personas:

A Cassie Jones, editora extraordinaria. No puedo creer que sea nuestro quinto libro juntas, y todo se pone cada vez mejor. Gracias por tu paciencia, tu comprensión y tus conocimientos. Eres ¡LA MEJOR!

A su equipo en HarperCollins: Ruth Mannes, Johnathan Wilber, Diane Aronson, Helen Song, Richard Ljoenes, Lorie Pagnozzi y Jessica Peskay. A Steve Ross y Margot Schupf, por esta maravillosa oportunidad. A Mary Ellen O'Neill, quien con Cassie Jones, visitaron Marilu.com, vieron lo que hacemos allí y decidieron que yo podía compartir eso con el resto del mundo a través de este libro. Gracias por su apoyo y paciencia, y por darme la bienvenida a la familia de Collins. A Patrick McCarthy, Karen Kleber y Bill Westmoreland —posar para la foto de una tapa nunca ha sido tan fácil. Toda mi gratitud para Jean Marie Kelly y, por supuesto, a Paul Olsewski, que sabe cómo promocionar una vida mejor que nadie. Nuestro séptimo libro juntos, y nunca nos quedamos sin buenos momentos y buenas historias. Gracias.

Al incomparable Donald Trump, sus admirables hijos, Ivanka y Donald, Jr., y a mis estelares compañeros de equipo de *Celebrity*

Apprentice: Trace Adkins, Carol Alt, Stephen Baldwin, Nadia Comaneci, Tiffany Fallon, Jennie Finch, Nely Galán, Lennox Lewis, Piers Morgan, Omarosa, Tito Ortiz, Vinnie Pastore y Gene Simmons. Estamos unidos para siempre. Gracias por los maravillosos momentos (y material extra) que hicieron que este libro fuera mejor.

Una vez más tuve el mejor equipo trabajando entre bastidores, incluyendo a los fenomenales Richard Feldstein y Dennis Romero en Nigro, Karlin, Segal & Feldstein; el intrépido Dick Guttman y la maravillosa Susan Madore de Guttman and Associates; mi talentoso agente, Jonathan Howard de Innovative Artists; y mi dinámico gerente, Rory Rosegarten de The Conversation Company. También conté con el fabuloso equipo de mi sitio Web Marilu.com y nuestras clases en línea que fueron el corazón de este libro. Mi eterna gratitud a Tonia Kulberda, sin la cual nada es posible; Mary Beth Borkowski, el ángel guardian de Marilu.com; y todos los entrenadores y miembros del sitio, incluyendo a Cathy Dodd, Reiko Dyer, Rosemary Guidry, Laure Lovelace. Carol Melnick, Jill Nelson, Doris Pendergrass, Cindy Raschke y Faith Waite quienes contribuyeron al mensaje de este libro.

A Robert Lieberman, quien comparte conmigo los dos mejores miembros de mi equipo, Nick y Joey. Y al resto del extraordinario equipo de mi libro: Gracias, MaryAnn Hennings y Elizabeth Carney, por su continuo apoyo y pericia culinaria; Kaisha Trzaska, por ser una escritora naturalmente talentosa y un dechado de comprensión, y por mantener al equipo del libro enfocado con tu firme y tranquilizante influencia; Ella Dwyer, que fue tan buena para extraer el oro de las charlas en Marilu.com y por ser mi propia aprendiz; Monika Music, por tus habilidades de organización, actitud risueña y optimista y por ayudarme con los chicos; a mi rambicioso (su palabra) hijo Joey, cuya velocidad en el teclado es casi tanta como su velocidad en la cancha; y a mi inteligente hijo Nick —un futuro autor por derecho propio— cuya presencia me recordó con júbilo cuán decidida estaba yo años atrás a tener un hijo mientras escribía mi primer libro. Aquí estoy, trabajando con orgullo lado a lado con él, catorce años después, en mi octavo libro. A mi hermano, coautor y compañero en el delito, Lorin Henner: como siempre, no hay palabras para describir cuán maravilloso es trabajar contigo. Poder hacer lo que amo con alguien a quien amo tanto es un verdadero regalo. Tu talento, inteligencia, concentración y sentido del humor incomparable (por no mencionar tu habilidad para tomarte siestecitas) ¡hicieron que fuera fácil trabajar tan duro con alguien tan divertido!

A mi querido, espléndido marido, Michael, que ingresó a mi vida cuando éramos jóvenes universitarios y me volvió a encontrar cuando los dos estábamos listos. Gracias por comprender cuán loco se pone todo por aquí cuando toda la casa está en la Locura del Libro. No podría amar a nadie más de lo que te amo a ti.

¡Con toda esta gente maravillosa, no sorpende que yo consiga vivir bien!

Índice